首都儿科研究所医护团队专业打造

跟 八研所 专家 学育儿

刘中勋 /主编

U0231376

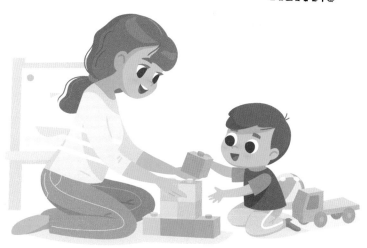

全国百佳图书出版单位

化学工业出版社

·北京·

内 容 简 介

本书由首都儿科研究所医护团队专业打造,执笔人均为一线医护人员,他们结合丰富的临床经验,从儿童保健、常见疾病、检查与用药、儿童护理四个方面,对临床日常工作中,常被父母咨询或向父母解答的问题,采用一问一答的方式进行解说。本书提供500余个养育问答,指出养育中容易被忽视或误解的大问题与小陷阱,将有价值、有实操性的养育内容呈现给读者,为读者打造轻松科学的家庭育儿方法。

本书适用于准父母,以及新生儿至学龄儿童父母。

图书在版编目(CIP)数据

跟儿研所专家学育儿 / 刘中勋主编.—北京:化
学工业出版社,2021.2
ISBN 978-7-122-38206-1

Ⅰ.①跟… Ⅱ.①刘 Ⅲ.①小儿疾病 - 诊疗 - 问题
解答 Ⅳ.①R72-44

中国版本图书馆 CIP 数据核字(2020)第 245336 号

责任编辑:杨燕玲   装帧设计:史利平
责任校对:王素芹

出版发行:化学工业出版社(北京市东城区青年湖南街13号 邮政编码100011)
印   装:天津图文方嘉印刷有限公司
710mm×1000mm 1/16 印张16½ 字数244千字 2021年8月北京第1版第1次印刷

购书咨询:010-64518888   售后服务:010-64518899
网   址:http://www.cip.com.cn
凡购买本书,如有缺损质量问题,本社销售中心负责调换。

定   价:69.80元   版权所有 违者必究

主　　编　刘中勋

执行主编　池　杨

编　　委（按姓氏笔画排序）

马丽娟　王　菲　王　琳　邓　莉　石　琳　白东升　刘中勋　关　飞

池　杨　李　龙　李　莉　杨　颖　杨素红　张延峰　张君莉　张宝元

陈晓波　庞　冲　胡　瑾　钟雪梅　曹　玲

执　　笔（按姓氏笔画排序）

医学组

王建才　王建红　王晓燕　王梦醒　牛志尚　邓　莉　朱　丹　刘子勤

刘伟杰　刘晓雁　孙　娜　杜　君　李　娜　李　晓　吴　琼　宋福英

张　军　张　艳　张　浩　张宝元　张淑一　陆颖霞　邵若蘅　林　瑶

胡晓明　钟旭丽　高　彦　郭立涛　黄　辉　曹　玲　常　丽　崔燕华

传播组

邱　爽　郝　洁　袁　超

前言

没有什么比迎接一个新生命的到来更令人开心了。第一次喂奶、第一次换尿不湿、第一次抱起这个软软糯糯的小生命……多少新手父母在手忙脚乱中，心里却洋溢着满满的幸福。但是伴随而来的第一次吐奶、第一次发烧、第一次腹泻……"该怎么办？"这个问题一定会迎面而来。

来自国家统计局的数据显示，截止到 2020 年 11 月 1 日，我国的 14.11 亿人口中 0—14 岁人口为 2.53 亿，占总人口的 17.95%。但儿科医生的数量却远远无法满足广大家长对儿童健康照护的需求。

如何给孩子安排健康的饮食，如何在孩子生病时照顾他（她），如何在孩子哇哇大哭的时候读出孩子最真实的诉求，这些都需要一点一滴的积累和学习。

首都儿科研究所作为新中国第一家儿科医学研究机构，在医学基础研究、儿科疾病发病机理研究、儿童预防保健上有着较高的权威性。本书集结了包含 33 位主任医师、副研究员、副主任药师、主管检验师、主管护师等在内的儿科医护工作者、科研工作者，从保健、疾病、检查与用药、护理四大方面系统介绍了宝宝的身体发育、行为发育、营养需求、常见疾病的防治和家庭护理等健康常识，特别是对常见病，根据当季的特点，以症状表现、检查、诊治、预后、常见问题为每节的提纲，形成一个诊疗的闭环，对科普内容进行系统化整合，呈现给读者科学、全面、权威、实用的健康知识。

此外，儿研所专家们还专门录制了音频，希望能运用多种形式让家长朋友利用碎片时间来学习一些基础的育儿知识，旨在打造专业科普育儿经，助力年轻家长科学育儿。

2016 年 8 月，习近平总书记在全国卫生与健康大会上指出，要把人民健康放在优先发展战略地位。党的十九大报告也深刻指出，"人民健康是民族昌盛和国家富强的重要标志"，强调坚持预防为主，倡导健康文明生活方式，预防控制重大疾病。作为专业的儿科医学研究机构，希望能尽自己的最大力量普及健康知识，让这些健康知识、行为和技能成为全民普遍具备的素质和能力，实现健康素养人人有。只有全社会的健康素养水平越来越高，我们的健康中国才能越来越好。

在养育孩子的路上，也许要经历各种磕磕绊绊，但我们希望这本书可以在这条路上给予新手父母一点点帮助，让孩子得以健康茁壮的成长。

2021 年 5 月

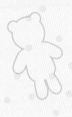

目录

保健篇

疾病篇

检查与用药篇

护理篇

保健篇

母乳喂养的秘密，
你都知道吗？

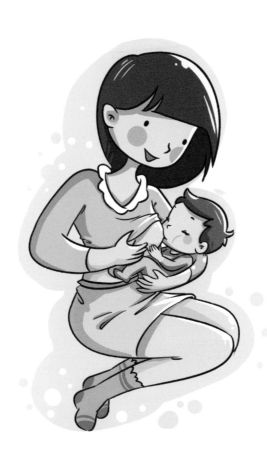

▶ 第一讲　为什么要鼓励坚持母乳喂养？

 母乳喂养对妈妈和宝宝都有什么好处？

母乳喂养是母婴特有的亲密活动，对于宝宝的照护和亲子关系都有促进作用。对于妈妈来说，可以通过哺乳消耗孕期贮备的脂肪，帮助恢复体形，降低卵巢癌和乳腺癌的发生率。

吃母乳的宝宝，相对于代乳品喂养的宝宝，生长发育更加合理，患感染性疾病次数较少，智力发育更好，还能减少超重、肥胖及成年慢性病的风险。

 为什么说母乳比配方奶更适合宝宝生长发育？

母乳喂养是个性化的精准喂养。在母婴的磨合中，人体会自动根据每个宝宝具体年龄（月龄）的营养需要、营养吸收利用的个体情况，相应地调整母乳的分泌量、营养素含量。

在每一次完整哺乳过程中，乳汁的成分是动态变化的。前半程排出的乳汁，称为"前奶"，含有较多的水分和蛋白质，快速缓解饥饿；后半程排出的乳汁，称为"后奶"，脂肪含量升高，增加能量的供给。这就是大自然赋予母乳喂养的神奇所在，配方奶不具可比性。

▶ 第二讲　乳汁是怎么产生的？

 为什么说宝宝吸得越多，乳汁越多？

影响乳汁产生和分泌的主要因素是宝宝对妈妈乳头和乳晕的吸吮，吸吮会激发妈妈的脑垂体分泌催乳素和催产素。其中，催乳素促进乳汁生成，催产素促进乳房内的导管收缩让乳汁排出乳房，这种呈喷射状的排出，俗称"奶阵"。因而，多吸吮才能多刺激乳汁的分泌。

此外，母乳喂养过程的吸吮有助于锻炼宝宝口腔运动能力，促进面部和咽喉部肌肉群的发育。所以，宝宝应该要主动吃奶，而不是被动用奶瓶灌奶。

妈妈的身体会根据宝宝吸吮判断宝宝想吃多少乳汁，并分泌多少乳汁。保证乳汁分泌的关键在于按需哺乳，将宝宝对乳汁的真实需求通过吸吮传递给妈妈，促进乳汁分泌。

 母乳喂养期间，每天喂奶多少次才合适？

一般来说，6个月纯母乳喂养期间，哺乳次数保证每天8次以上，很多宝宝吃奶次数达到10次。如果一天哺乳少于8次，则应警惕宝宝母乳摄入是否不足。

 夜间哺乳为什么能够增加泌乳？

宝宝的吸吮刺激垂体分泌催乳素，而催乳素的夜间分泌特别明显。妈妈的身体感受到宝宝的吸吮，大量催乳素释放到血液，通过血液到达乳房，促进乳汁的生成。因而，夜间哺乳对于增加乳汁分泌非常重要。

▶ 第三讲　哺乳妈妈为什么会奶不够？

 乳汁变少了，是什么原因导致的？

涨奶时，乳房会分泌抑制因子，减少乳汁产生，动态调节乳汁的供给。因此，要及时减少涨奶。想要减少涨奶，可以让宝宝吸吮或者挤奶排出乳汁，这样可以减少泌乳抑制因子的分泌，保持泌乳。如果一味地添加代乳品喂养，会使得哺乳次数减少，导致宝宝吮吸不足，乳汁淤积在乳房中，不仅会产生抑制因子，而且会加重涨奶不适，甚至引起乳腺炎等问题。

妈妈心情不好，也会影响乳汁量？

哺乳妈妈的乳汁量会受到情绪和身体状态的影响。其中，焦虑、担心、沮丧、生气等都会严重减少乳汁分泌，所以改善哺乳妈妈的心情，树立妈妈哺乳和育儿的信心非常重要。家庭其他成员可以通过倾听和赞美来支持哺乳妈妈，避免不负责任的干涉、指责或者负面暗示。

 乳汁量不够，能不能用"下奶偏方"？

医学认为，"下奶偏方"最主要的作用是给予哺乳妈妈心理暗示，让她们坚定哺乳的信心。虽然这些"偏方"可以起到增加水分和营养摄入的作用，但并不直接影响乳汁分泌。要增加乳汁分泌，吸吮才是关键。当然，如果这些"下奶偏方"可以让哺乳妈妈感到有效，那就继续保持。总之，妈妈心情好，哺乳才顺利！

 为什么不提倡哺乳妈妈和其他人比乳汁量？

客观评价宝宝是否吃够奶的指标是宝宝自身体格的增长，通常根据宝宝身高（长）和体重的增长趋势来进行判断。有的宝宝是大块头，有的宝宝身材精干，只要在正常范围内就合适。切忌跟周围的其他宝宝比体重来判断哺乳妈妈乳汁量够不够，宝宝有没有吃够奶。科学的做法是用宝宝自身的体格增长进行前后对比，避免用简单粗暴的思维比数字。

▶ 第四讲　什么才是正确的哺乳姿势？

 妈妈如何正确捕捉宝宝想吃奶的信号？

哺乳应该遵循宝宝的生物本能，应在宝宝想吃的时候、母亲奶涨需要缓解的时候进行哺乳。每个宝宝发出的饥饿信号不甚一致，妈妈需要留心观察，宝宝饿了想吃奶的"信号"可能是流口水、张嘴、舔舌/嘴唇、咬手指、寻找/爬行等。

怎样才是正确的哺乳姿势？

① 怎么抱？——让妈妈和宝宝都舒服

首先，不论是躺着喂还是坐着喂，要让妈妈的后背得到有效支撑，可以在背后塞个靠垫，双脚下面踩点东西，让妈妈更舒服地把宝宝抱到胸前。

妈妈的手臂托住宝宝的头、后背和屁股，后背到屁股基本呈一条直线，让宝宝的身体得到有效支撑。宝宝面向妈妈乳房（身体不能有扭转），宝宝的头部与妈妈的乳房在高度和距离上不远不近，宝宝含乳头乳晕不费力。

要注意，哺乳时，宝宝的头部应是自由的，应得到支撑，但并没有卡住，要留给宝宝头部转动空间，能够自己调整角度更好地吸吮，千万不能"强按牛头让牛喝水"。

② 怎么喂？——让宝宝能有效吸吮

宝宝用舌头和口腔包裹乳头乳晕，形成管状通道。良好含接的要点：宝宝鼻子尖对着乳头，嘴张大而且下嘴唇向前伸出，下方的乳晕含进口中的多。

如果含接不好，宝宝的上下牙龈就会夹住乳头乳晕的交界处，容易阻断导管，让乳汁流不出来，宝宝吃不到奶。更严重的是会摩擦乳头，造成妈妈乳头皲裂，继续发展就是涨奶、奶结、乳腺炎。

含接良好的情况下，宝宝能够痛快地吃到乳汁，出现深而慢的吞咽，这就是有效吸吮。哺乳是经验性和体验因素起主导作用的行为，要从实践中学习。不管是新手妈妈还是二孩妈妈，都要勤练习，多和宝宝磨合。

 ## 怎么正确地挤奶、存奶？

除了让宝宝吸吮之外，哺乳妈妈还可以用手挤奶和用吸奶器负压吸奶，缓解奶胀、储存乳汁。

切记对待乳房要轻柔！乳房内的导管非常娇嫩，充满乳汁之后只能轻轻触碰，绝对不能大力按压或者揉压，否则会损害导管，破坏乳房组织。

挤奶手法技巧性非常强，要点是：从皮肤表面向胸壁垂直地轻轻压，向乳头做向心性轻梳，在乳房的各个方位移动。要通过多练习来学习、体会手挤奶，掌握要点。建议哺乳妈妈在宝宝出生后尽快学会手挤奶，反复观看手挤奶的视频，或者请有经验的人示范。挤出来的母乳可以在室温放置 4 小时，0 ～ 4℃冷藏室可以保存 24 小时；–18 ～ –20℃冷冻室保存 3 ～ 6 个月。应尽量给宝宝吃最新挤出来的乳汁，里面所含成分与宝宝所需要的最为接近，并且卫生安全。

▶ 第五讲　妈妈生病了，还能哺乳吗？

通常哺乳妈妈患病不必停止哺乳，但要注意休息和治疗。患呼吸道疾病的妈妈可以佩戴口罩，避免因打喷嚏，造成飞沫传染。

有些情况下，妈妈生病时哺乳反而能增强宝宝免疫力。比如，哺乳妈妈感冒的时候，妈妈体内能产生有针对性的抗体，抗体可进入乳汁，向宝宝提供免疫保护。

有时，哺乳妈妈发烧了。由于体温升高，乳汁中的水分被吸收，乳汁的颜色会变化，乳汁会发黄或发红，通常并不影响宝宝的吸收。但是如果哺乳妈妈因生病特别难受，应加强休息，可以适当把乳汁挤出来，暂停哺乳。

有人会问，患有乙型肝炎的妈妈可以哺乳吗？其实在分娩时，医院通常会采取病毒阻断措施，给宝宝注射乙肝病毒疫苗和丙种球蛋白，阻断乙肝病毒从妈妈传递给宝宝，这样的措施不仅在宝宝出生时提供了保护，而且一般可以保障母乳喂养的安全性。

但是，如果哺乳妈妈因为生病需要吃药，关于哺乳期用药，哺乳是否能继续进行等问题，应由专业的药师和医生提供专业指导意见。

母乳喂养是最佳的婴幼儿喂养行为

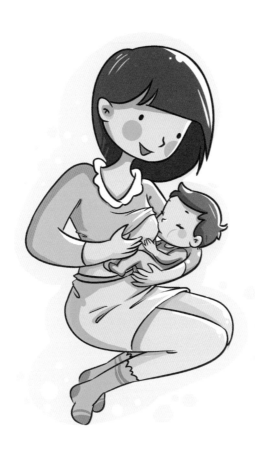

▷ 第一讲　为什么说母乳喂养是最佳的婴幼儿喂养行为?

 什么是最佳的婴幼儿喂养行为?

2002 年，世界卫生组织（WHO）和联合国儿童基金会（UNICEF）联合制定了《婴幼儿喂养全球策略》，其中指出最佳的婴幼儿喂养行为是：出生后 6 个月（180 天）进行纯母乳喂养；6 个月之后开始添加安全、营养充足的辅食，并继续母乳喂养到 2 岁或以上。

这里面提到了 3 个关键点，就是纯母乳喂养、添加辅食和继续母乳喂养。

纯母乳喂养指的是只给宝宝喂母乳，不添加任何液体或固体的食物，包括不喂水，但可以服用维生素、矿物质的滴剂 / 糖浆或药品。

正常情况下，宝宝从出生到 6 个月只吃母乳就可以获得满足生长发育所需要的各种营养成分和免疫物质，包括充足的水分。也就是说，对于 0 ～ 6 个月的宝宝，母乳提供了完全的营养，任何其他喂养物的参与只是在用低营养密度的食物替代正常供给。

 为什么纯母乳喂养如此重要?

第一，纯母乳喂养的宝宝不爱生病。即使生病了，患病的时间也会较短。母乳中含有很多保护宝宝、预防感染的因子，这些抗感染因子提供的保护力对宝宝是独一无二的，包括免疫球蛋白、白细胞、乳清蛋白（溶菌酶和乳铁蛋白）、多聚糖，可以保护宝宝免于感染。

第二，母乳是无菌的，百分之百的安全。婴幼儿配方奶粉可能因保存不当，受到各种细菌、微生物、危险化学物质和重金属等的污染，但是母乳不会。

第三，纯母乳喂养可降低宝宝食物过敏的风险。宝宝可能对配方奶或动物乳汁中的蛋白质产生不耐受，当宝宝摄入这些异类蛋白质后，会出现腹泻、腹痛、皮疹或其他过敏症状。现在患哮喘的宝宝比例逐年增高，多数与过敏有关。母乳喂养可以将宝宝患哮喘的概率降低 9%。同时，与纯母乳喂养的宝宝相比，配方奶粉喂养的宝宝在以后患糖尿病、心脏病、肥胖症等慢性疾病的概率增加 30%，甚至更高，较长时间的纯母乳喂养有利于宝宝的心肺功能发育。

▷ 第二讲　母乳喂养与辅食添加冲突吗？

 为什么在添加辅食后仍然要继续进行母乳喂养？

很多妈妈都有这些的疑虑：宝宝从 6 个月开始添加辅食了，这个时候要怎么喂奶呢？想吃就喂还是减少次数？是不是可以断奶了？

这里要强调：母乳喂养和辅食添加并不冲突！世界卫生组织的辅食添加原则是：保持一定频率，按需继续母乳喂养至 2 岁或 2 岁以上。

那为什么在添加辅食后仍然要继续进行母乳喂养？

首先，母乳可以满足 6～12 个月婴儿一半以上的能量需求，还可以满足 12～24 个月幼儿 1/3 的能量和其他多数营养成分需求。

同时，母乳能继续提供比辅食质量高的营养素及保护因子。宝宝患病时胃口通常不好，不愿意吃辅食，这时母乳就是重要的能量和营养来源，同时能够降低营养不良儿童的死亡率。

母乳喂养能提供宝宝与妈妈亲密接触的机会，也有助于儿童的心理发育。

添加辅食后，宝宝吃母乳的频次会降低，因此妈妈们需要注意，应该积极鼓励宝宝吃母乳，以保证母乳的摄入。

当然，权威的推荐是普遍性建议，虽然我们鼓励能喂母乳到 2 岁或更长时间，但具体什么时候断奶，要根据实际情况由妈妈自己来做决定。

 6～8个月的宝宝辅食和母乳如何搭配？

6～8 月龄宝宝以奶为主，每天 2～3 餐辅食。每餐先喂辅食，再以母乳或配方奶补充。

（1）喂辅食

① 刚开始吃辅食的量不会很多，应该从 1～2 勺（每勺 10ml）开始。

② 随着吞咽和咀嚼能力提升，宝宝吃辅食的量会增加。

③ 有些宝宝在每餐开始时会比较愿意吃，但吃了几口后，会因为咀嚼得累而不愿再吃，那时便以奶补充。

④ 如果宝宝的食欲好，可以适当增加 1～2 次点心。这里的点心可以是水果、奶制品、面包、熟的土豆或红薯，但不是甜、脆或其他加工食品。

（2）喂母乳或配方奶

① 奶量应按宝宝的需要而定，按需喂养。

② 次数。一开始的时候不要减少喂奶的次数。随着宝宝吃辅食的量逐渐增加，到了一定时候，奶量可以逐渐减少。

 9～11个月的宝宝辅食和母乳如何搭配？

9～11 月龄的宝宝每天约 5 餐，当中 2～3 餐以辅食为主。

（1）喂辅食

① 大部分 8～9 个月大的宝宝，可以用辅食来取代 1～2 餐奶。

② 每天吃 2～3 次辅食作为正餐。

③ 给宝宝 1～2 次水果或点心作为加餐。

（2）喂母乳或配方奶

① 奶量应按宝宝的需要而定。

② 次数。2～3 次，每天 600～800 毫升，减少喂奶的次数一般从日间开始。

③ 若吃奶太多太频密，宝宝会减少吃正餐的胃口，造成营养不均衡。

 12～23个月的宝宝辅食和母乳如何搭配？

12～23 个月的宝宝每天约 5 餐，当中 3～4 餐以辅食为主。

（1）喂辅食

① 大部分 12 ～ 23 月大的宝宝，可以跟成人吃一样的菜和饭了，只是做的时候需要切得稍微细一点，口味清淡一些。

② 每天吃 3 ～ 4 次辅食作为正餐。

③ 给宝宝 1 ～ 2 次水果或点心作为加餐。

（2）喂母乳或配方奶

① 奶量应按宝宝的需要而定。

② 次数。2 ～ 3 次，每天约 400 ～ 500 毫升，减少喂奶的次数一般从日间开始。

③ 妈妈可以根据宝宝的年龄进行适当的喂养。

▶ 第三讲　母乳喂养的五个误区

 误区一：纯母乳喂养的宝宝还需要额外喝水

有些妈妈可能会有疑问，光吃母乳不给宝宝喂水可以吗？宝宝口渴了怎么办？其实纯母乳喂养的定义中明确提到不添加任何液体包括水，这是因为母乳中88% 是水，完全可以满足宝宝口渴喝水的需要。即使在炎热的季节里，6 个月内健康的纯母乳喂养宝宝也不需要补充额外的水。判断宝宝是否获得了足够的水分，可以通过宝宝的排尿次数和颜色判断。每天排尿次数不少于 6 次，尿液呈淡黄色，说明宝宝获得了足够的水分。否则额外的水会取代母乳，影响乳汁摄入。6 个月内的宝宝胃肠道还是比较脆弱的，喝水、糖水或茶水会增加宝宝患腹泻风险。所以，纯母乳喂养的宝宝是不需要再喂水的，请妈妈们放心，只要按需喂母乳，宝宝是不会口渴的。

 误区二：纯母乳喂养的宝宝需要补钙

《中国居民膳食指南（2016）》中推荐：婴儿出生后数日（一般是生后 2 周左右）

开始补充维生素 D（400IU），不需要补钙。

纯母乳喂养能满足宝宝骨骼生长对钙的需求，因此不需要补钙。而母乳中维生素 D 含量低，母乳喂养的宝宝不能通过母乳获得足量的维生素 D 帮助建立健康的骨骼，使其罹患佝偻病的风险增加。适宜的阳光照射会促进皮肤中维生素 D 的合成，但鉴于养育方式及居住地域的限制，阳光照射可能不是 6 月龄内宝宝获得维生素 D 的最方便途径。宝宝出生后数日就应该开始每日补充维生素 D 400IU。除此之外，没有必要给纯母乳喂养的宝宝补充其他维生素之类的补充剂。

 误区三：母乳喂养需要按时喂

世界卫生组织在《促进母乳喂养成功的十项措施》中指出，"鼓励按需哺乳"。

按需哺乳，就是宝宝想吃就喂，母乳喂养过程中不要严格地限制喂奶的间隔时间。因为按需哺乳是母乳喂养取得成功的关键之一。为了保证 6 个月纯母乳喂养所需的乳汁分泌，白天和夜晚都应该按需哺乳，而且每次哺乳时间要足够，充分满足宝宝的需要，不限制哺乳的时间。每次喂奶时两侧乳房都要喂到，尤其是最初的几周。让宝宝先在一侧乳房吃到满意为止（至少 10 ～ 15 分钟），再换到另一侧乳房。下次喂奶时调换一下顺序，从上次后喂的那侧乳房开始喂奶，注意宝宝吃奶时应有效吸吮。为了吸出乳汁，同时刺激乳房分泌更多母乳，应该让宝宝张大嘴巴，将乳头和大部分乳晕充分含入嘴里。

每个宝宝每天的喂奶次数和每次摄入的乳汁量是不同的。最初 6 个月内，24 小时母乳摄入量可能在 440 ～ 1220ml，平均每天 800ml。妈妈乳房储存乳汁的能力也因人而异。妈妈的乳房存乳少，宝宝就需要多次哺乳排空乳汁，保证足够的摄入和分泌。因此，不限制哺乳的次数和每次哺乳的时间是非常重要的。

此外，按需哺乳并不只是为了保证足够的产奶量（宝宝吸吮得越多，产奶就越多），它还确保妈妈能时刻准备好安抚宝宝，缓和宝宝的痛苦，或提供宝宝所需的肌肤接触。

坚持按照宝宝需要的频率进行喂奶。记住，母乳是宝宝的理想食物，它比配方奶消化得更快、更彻底，所以喂母乳的宝宝要比喂配方奶的宝宝饿得快。

因此，母乳喂养供需规律是：宝宝吃得越频繁，妈妈泌乳越多。

误区四：乳房小，所以奶量就少

有些人可能有这样的想法，乳房大的妈妈乳汁分泌更多，更适合母乳喂养，而乳房小的妈妈乳汁分泌会少一些，就不适合母乳喂养了。那究竟乳房大小会不会影响乳汁的分泌呢？

首先我们的答案是：乳房大小与乳汁分泌多少关系并不大，各种形态和大小的乳房都适合母乳喂养！

事实上，乳汁的分泌主要靠乳腺腺泡上皮，因此，乳腺的发育情况直接影响乳汁的分泌。而乳腺的发育取决于人体分泌出的各类激素，如雌激素、孕激素、肾上腺皮质素等。

人们常说的乳房大小，主要指的是乳房中脂肪的多少，但脂肪没有分泌乳汁的功能。大乳房和小乳房包含同样数量的腺组织，所以都能够产生足够量的乳汁。

而保证奶量的关键就是让宝宝勤吸吮。早开奶、频繁吃奶是良好母乳喂养的最重要因素之一。通常，新生儿宝宝每天至少吃奶 10 次以上。频繁吃奶不仅仅让宝宝获得营养，更是奇妙的安抚剂，它还有助于妈妈尽早拥有充足的乳汁。宝宝吃奶越频繁，母乳分泌就越多。妈妈的身体通过宝宝频繁吃奶及有效吸吮获得信号，以分泌出宝宝需要的等量母乳。

因此，妈妈大可不必纠结乳房大小，只要按需勤喂宝宝，母乳量一定可以满足宝宝的需求。

 误区五：宝宝刚吃完一会儿就又要吃了，妈妈的奶不够宝宝吃

很多妈妈都有这样的疑惑：自己看不到母乳的具体量，也不知道宝宝平时吃了多少，宝宝刚吃完一会儿就又要吃了，就认为自己的奶是不是不够宝宝吃。

首先要给妈妈们一颗定心丸——几乎每个妈妈都能分泌足够喂哺一个甚至两个宝宝的乳汁。即使妈妈自认为母乳不足，实际上也能够满足宝宝的生长需要。

宝宝吃不到足够的母乳，常常是因为宝宝吸吮不够或没有进行有效的吸吮，很少是由于妈妈泌乳不够。因此，妈妈能分泌多少乳汁并不重要，重要的是宝宝吃了多少母乳。

判断宝宝是否吃够母乳的可靠指征如下：

① 量体重。判断乳汁少不少最简便的方法就是给宝宝量体重，可以通过连续称宝宝体重来判断。如果母乳量足，宝宝吃得饱，体重是能够正常增长的；反之，如果宝宝体重增长缓慢，或者不增长，在排除疾病的情况下，可以与医生沟通找出问题症结所在，再确认是否是由于喂养不足导致的。出生后 6 个月内的宝宝，每月体重增长至少应达到 500 克。如果宝宝的体重增长不足 500 克，就属于体重增长不良。

② 看排尿次数。一个纯母乳喂养并吸吮到足够母乳的宝宝，24 小时一般排尿 6 ～ 8 次。如果宝宝每天尿量少于 6 次，且比较黄，就提示没有吃到足够的母乳。

因此，妈妈可以根据这两点来判断宝宝是否吃到足够的母乳。刚出生宝宝的胃容量很小，而且母乳很容易消化吸收，因此宝宝需要更加频繁地吃母乳，这不是因为妈妈的奶不够。

宝宝的哭声，
爸妈能听懂吗？

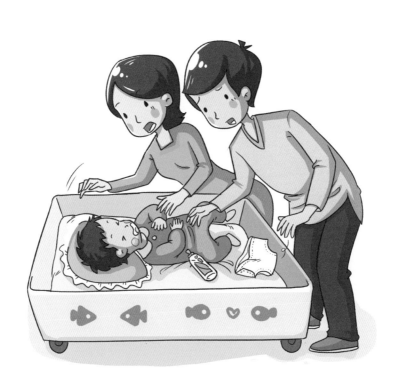

▶ 第一讲　最常见的宝宝哭声

 宝宝的正常啼哭，是什么样子的?

不同情况下，宝宝的哭声有不同的含义，爸爸妈妈要领悟到宝宝为什么哭，才能"对症下药"，安抚哭泣的宝宝。爸爸妈妈可能觉得，宝宝哭了，一定是有问题，其实未必是这样的。

实际上，宝宝的啼哭是一种本能的反应。如果宝宝的哭声抑扬顿挫，响亮有节奏、不刺耳，哭的时候没有眼泪，每次哭的时间都很短，进食、睡眠和玩耍都很好，这大多数都是宝宝正常的、本能的啼哭。

适量的啼哭对宝宝的发声器官、肺发育及良好性格和能力培养都是有益无害的，爸爸妈妈不必感到过于焦虑，更不必过分满足宝宝过多要求带来的哭闹。爸爸妈妈只需要轻轻地抚摸宝宝，或者朝宝宝笑一笑，温柔地呼唤，或者把宝宝的小手放在腹部轻轻摇两下，宝宝通常就能停止啼哭。

 宝宝饿了，哭声是什么样的?

对于宝宝来说，因为饥饿而哭泣是最常见的。如果宝宝有了下面的表现，就要考虑这是宝宝饿了，在求爸爸妈妈喂食呢!

① 在喂奶后 2 ～ 3 小时出现啼哭。

② 哭声长短均匀、很有节奏。

③ 家长用手指头触及宝宝的面颊或唇边，宝宝会马上扭头张开小嘴，做出找东西吃的样子，并且有吸吮动作;如果此时将手拿开，宝宝会哭得更厉害。

这种情况下，只要一给奶吃，宝宝的哭声就会戛然而止。

 宝宝渴了，哭声是什么样的?

虽说母乳和奶水大部分都是水，可是遇到天气炎热的时候，宝宝也很容易因为口渴而哭泣。如果宝宝出现了嘴唇发干，时不时用舌头舔嘴唇，而且还显得很烦躁的样子，说明宝宝可能是渴了。不妨给宝宝喝一点水，喝了水宝宝就不哭了。

宝宝困了，除了哭，还有什么反应？

如果宝宝的哭声中透着不耐烦，眼睛无神也不太爱睁开，一边哭一边打呵欠，而且双手还不停地揉鼻子揉眼睛，说明宝宝困了，想睡觉了。

这时候，应当赶快将宝宝放在安静、舒适的地方，或者把宝宝放到熟悉的小床上，拍拍宝宝，让宝宝尽快入睡。

喂奶喂到一半宝宝开始哭是怎么回事？

有时候，妈妈会发现，喂奶喂到一半，宝宝又突然开始哭泣，这是怎么回事呢？这种情况下，就要考虑是不是乳汁太冲了，宝宝呛奶了，应当用手夹下乳晕，减缓乳汁流出速度。或者是不是太少了，宝宝吸吮起来太费劲，应调整衔乳姿势和喂奶姿势。如果是配方奶喂养，或者是挤出母乳用奶瓶喂养，还要考虑是不是奶过冷或者过热等原因，发现问题及时调整就好了。

如果宝宝近期进食开始后不久突发哭闹，伴有腹胀、大便溏化、溢奶情况加重时，需注意胃肠痉挛的可能。

喂奶之后宝宝开始哭，是怎么回事？

如果宝宝在喂奶后开始哭泣，哭声尖锐，两腿乱蹬，口中往外溢奶或者吐奶，变换体位如将宝宝抱起，宝宝的哭声会加剧，甚至呕吐，这说明宝宝吃撑了。这种情况多见于吃奶又快又急的宝宝，妈妈要注意吸取喂养经验，下次少喂一些。或者注意控制乳汁流出速度，母乳喂养时用手轻轻夹住乳晕，奶瓶喂养的时候要注意奶孔不要太大。

▶ 第二讲　宝宝还会因为什么哭?

 需要换尿布了，宝宝的哭声是什么样的?

宝宝的新陈代谢非常旺盛，如果宝宝感觉不舒服，需要换尿布，也会通过哭召唤爸爸妈妈。

如果发现宝宝哭声不大，哭的时候没有眼泪，小脸涨得通红，双眉紧锁，两条小腿一个劲儿地蹬，很有可能是宝宝在说："我尿湿了，好不舒服呀，快给我换换吧！"这种情况大多数发生在宝宝刚睡醒或者吃奶后。如果及时更换了尿布，宝宝也就不哭了。

 冷了、热了，如何从哭声中了解?

新手爸妈常常会出现"有一种热 / 冷，叫我爸妈觉得我热 / 冷"的情况，宝宝穿衣、盖被的量，常常会不合适。

当发现宝宝哭声很大、神情不安，脖子上有很多汗、脸色潮红时，说明宝宝可能过热。

这个时候需要减少宝宝的衣被，将宝宝放在凉爽的地方，宝宝马上就会安静下来。

另外，如果发现宝宝哭声不太响，哭的时候不怎么动身体，小手小脚摸上去有些凉，嘴唇颜色有些发乌、发紫时，宝宝很有可能是被冷哭的。

这时候，应当给宝宝增加被子、衣物，或者是将宝宝放在温暖的地方，宝宝就会不再哭泣了。

有的宝宝会在换尿布或者脱衣服的时候突然大哭起来，这也许是因为宝宝不喜欢被晾在外面，或者抱怨爸爸妈妈动作不熟练。

 宝宝需要心理安慰时，哭声是什么样的?

虽说宝宝都会通过哭来表达自己的诉求，但有时候宝宝哭，并不是有生理上的需求，而是心理上的需求。比如，有时候宝宝会怀念妈妈子宫里的温度，会通过哼哼唧唧的哭闹获得妈妈的呵护，这是宝宝特有的表达情感需求的方式。

这时候妈妈只需要抱起宝宝，和宝宝说说话，或者带宝宝换一个环境看看不一样的风景，或者和宝宝玩玩床头的小玩具，甚至给宝宝一个亲吻或轻柔的安抚，都能让宝宝开心起来。

家长们可能会担心这样会不会惯坏了宝宝，实际上，在宝宝 3 个月以内，是不用有这方面的担心的。毕竟，宝宝只不过是想要听到妈妈的声音，闻到妈妈的味道。

 宝宝突然尖利地哭，家长应该如何做？

当宝宝独处或者在黑暗环境里时，宝宝可能会突然发出尖利的哭声，甚至伴有间断性嚎叫，可能还会出现四肢伸展、小拳头张开、膝盖拱起，这说明宝宝可能受到了惊吓，是因为感到害怕而哭泣。

这时候，爸妈要抱起宝宝到有光线的地方，轻轻地安抚呵护。不要企图用更大的声音盖住宝宝的哭声，这样会使宝宝更害怕。

如果宝宝并非在黑暗的环境里，突然发出尖利的哭声，有可能是被什么东西扎到了、缠到了或者咬到了，是因为疼痛而哭泣。

这时候，爸妈应当检查是否有异物刺痛宝宝，检查被褥、衣物，尤其是小袜子上有没有线头缠住了脚趾头，是否有硬物压在宝宝身上，或者有什么小虫子咬了宝宝。

如果宝宝持续性剧烈哭闹，或出现一些异常表现，需要尽早送医院就诊。

▶ 第三讲 宝宝生病时，哭声都是一样的吗？

 缺钙睡不好时，宝宝怎么哭？

如果宝宝夜间总醒，哭一会儿，睡一会儿，不得安宁，哭的时候往往闭着眼睛，同时肢体有抖动，那么可能是宝宝缺钙了。这时候建议爸妈带宝宝到医院儿保科就诊，让专业的医生来帮助进行评估。

肠绞痛时，宝宝怎么哭?

肠绞痛好发于 3 ～ 6 周的宝宝，1 周出现的次数超过 3 次，多见于下午或者夜间，也叫作"黄昏哭闹"。

如果宝宝哭闹时脸涨得通红、下肢蜷曲，看起来很使劲的样子，扭曲身体、腹胀明显，很有可能是宝宝患上了肠绞痛。

由于肠绞痛没有什么特殊的处理方式，所以建议爸妈换个体位抱宝宝，比如竖起来抱、俯卧或飞机抱，或者将宝宝的腹部贴近爸妈的身体进行热敷，顺时针按摩宝宝的腹部帮助排气，都可以缓解宝宝的不适感。

喂母乳的妈妈应当尽量减少吃容易胀气的食物，如豆类、板栗、萝卜、红薯、大枣、菜花及甜食、辛辣的食物等。建议喂奶不要过于频繁，通常新生儿宝宝喂奶间隔 3 小时。如果上面的方法都不能奏效，要及时带宝宝到医院就医。

 有其他不适，宝宝会怎么哭?

①哭闹、呕吐、排黏血便：可能是肠套叠、肠炎、肠过敏等疾病。

如果宝宝突然剧烈哭闹，一阵一阵的，怎么也哄不住，而且面色苍白、表情痛苦，甚至会呕吐和排黏液血丝便，有可能是因为宝宝的肚子疼痛导致的哭泣。这种情况下应尽快带宝宝到医院就诊。

②一边哭一边抓耳挠腮：可能是急性中耳炎。

如果宝宝哭闹时同时伴有摇晃脑袋、抓耳挠腮，夜间哭得更加明显，可能是宝宝患上了急性中耳炎或者外耳道的疖肿。

如果宝宝的耳朵里有脓性分泌物流出，就更能证实是急性中耳炎了。这时候爸妈不要擅自处理，应当尽快带宝宝到医院就诊。

③一吃东西就哭、流口水：可能嘴里有溃疡。

如果宝宝开始流口水，或是口水的量大幅度增加，一喂东西就哭闹不止，有可能是宝宝的口腔或者咽喉壁上出现了疱疹、溃疡等，爸妈可以认真检查一下，如果发现疱疹、溃疡等，要带宝宝及时到医院就诊。

钙和维生素D，补与不补好纠结

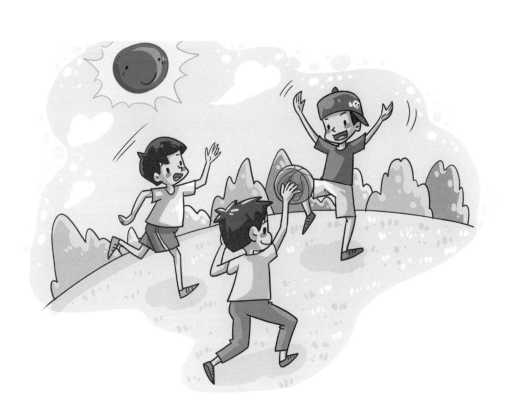

▶ 第一讲 为什么说钙对孩子的生长发育很重要?

 钙是什么? 有什么作用?

钙是人体内含量最多的矿物元素,是人体必需的营养素之一。由于体内 99% 以上的钙存在于骨骼和牙齿中,所以足量钙摄入对维持孩子正常的骨密度,获得强壮的骨骼和牙齿、减少骨折和老年期骨质疏松风险至关重要。此外,钙离子还参与人体内多种生理功能,如凝血,维持心脏、肌肉、神经正常兴奋性等。

 为什么会缺钙? 缺钙有哪些原因?

第一,长期膳食中摄入钙不足。

我们日常膳食中奶和奶制品、豆类及其制品、某些绿色蔬菜都是钙含量较高的食材。如果孩子不喝奶,挑食、偏食,可能会导致钙缺乏。

第二,户外活动少、日晒缺乏是缺钙的高危因素。

我们都听说过晒太阳可以补钙这句话。确切地说,是因为阳光照射皮肤,体内可以产生维生素 D,促进肠道对钙的吸收。所以,如果孩子户外活动不足,或由于冬季紫外线强度弱而导致维生素 D 合成少,可能导致钙吸收不足。

第三,钙的需要量增多。

这种情况多出现在 2 岁以下婴幼儿、青春期少年,以及一年四季中的春季。共同特点是这些时期的孩子因生长快速,骨量迅速增加,对钙的需要量相对较高,因此是钙缺乏的高风险人群。

第四,钙储备不足。

早产儿、低出生体重儿、双胎 / 多胎儿等,胎儿期钙储存不足,造成孩子出生早期钙缺乏。

第五,孩子患胃肠道、肝脏、肾脏疾病时,钙吸收利用不良,也容易引起钙缺乏、维生素 D 不足。

如果孩子缺钙，会有哪些危害？

对正处于生长发育迅速时期的孩子而言，钙缺乏可能引起夜间啼哭、多汗、厌食等。长期骨钙营养不良会导致生长迟缓，合并维生素 D 缺乏严重的孩子可导致佝偻病，引起骨骼变形。

 人在不同的阶段，每天需要多少钙？

根据中国居民膳食营养素参考推荐钙摄入量：1 ～ 3 岁每日 600mg，4 ～ 6 岁每日 800mg，7 岁到青春期前每日 1000mg，青春期每日 1200mg。

▶ 第二讲　怎么判断孩子有没有缺钙？

 孩子缺钙，有哪些表现？

成人钙缺乏可导致骨质疏松、骨折，但儿童钙缺乏没有典型的、特异性的临床症状与体征。也就是说这些表现常见，但不一定是或仅是钙缺乏引起的。比如，小婴儿易惊、多汗、夜眠哭闹，喉软化等，大孩子关节肌肉疼、腿软、抽筋、乏力、失眠等症状，可作为评估是否缺钙的参考。如果 1 岁以内的宝宝由于严重维生素 D 缺乏导致骨矿化障碍，出现佝偻病，才有较为特殊的骨骼变形。

 孩子出现生长痛，是缺钙吗？

经常会有爸妈问：我家孩子总说腿疼，痛了好几年，夜里经常痛醒，也看了好多医院，拍过片子，还针灸过，但是没见好，医师说是生长痛，是缺钙吗？

要解答这个问题，先要知道什么是生长痛。生长痛是孩子骨骼生长速率快，但局部肌肉和筋腱的生长慢，相互之间不协调而导致的生理性疼痛。再有孩子剧烈活动后乳酸分泌增多也会引起疼痛。生长痛主要是肌肉疼痛，而不是骨骼的疼痛。那怎么能缓解孩子腿疼呢？热敷是最有效的一种方式，可促进血液循环，提高新陈代谢，加速肌肉酸痛的缓解和恢复，尤其是配合轻微的伸展运动或按摩，将更能加速消除延迟性肌肉酸痛，促其恢复正常。如果爸妈不放心孩子的补钙情况，也可以选择到医院进行专业的检查。目前儿童检查常用的是定量超声骨强度方法。

 孩子出现症状，是不是说明缺钙已经比较严重了？

儿童钙缺乏没有典型的、特异性的症状。小婴儿易惊、多汗、哭闹，大孩子腿疼、失眠等表现可能与钙或维生素 D 缺乏有关，可以作为评估是否钙缺乏的参考。但也应想到环境冷热、睡眠状态、消化不良及疾病等因素。当孩子体内维生素 D 不足，引起长骨干骺端软骨板和骨组织钙化不全，钙、磷代谢紊乱，可导致一种以骨骼病变为特征的营养性疾病，称之为佝偻病。佝偻病初期多为易激惹、烦闹、多汗等症状。严重时可能出现头型变成"方颅"，肋骨与肋软骨交界处可触及串珠样突起，胸骨和邻近的软骨向前突起，形成"鸡胸样"畸形；1 岁后，开始站立与行走后双下肢负重，形成膝内翻（"O"形）或膝外翻（"X"形）样下肢畸形。所以，当孩子出现以上症状时应当去医院进行检查，明确出现症状的原因。

▶ **第三讲　判断是否缺钙，要做什么检查？**

 想知道孩子有没有缺钙，要做什么检查？

双能 X 线吸收法测定骨矿物含量具有快速、准确、低放射性及高度可重复等优点，被认为是评估人体骨矿物质含量并间接反映人体钙营养状况的较理想方法。但由于这项检查需要孩子体位、姿势配合好，检测时可能需要制动，且数据尚不全面，所以在儿科没有普遍开展。目前儿童检查常用的是定量超声骨强度方法，虽其不是诊断的"金标准"，但无放射性，操作友好，检测时间短，配合度要求低，应用很广泛。其原理是超声在胫骨皮质层轴向传播时，传播速率与骨强度成正比，强度越大速率越快。

抽血查是否缺钙，可靠吗？

血钙水平不能用于判断人体钙营养状况。正常情况下，人体血钙水平受到严格调控，只有在极度钙缺乏时血钙水平才略有下降。婴儿低钙血症通常是由甲状旁腺功能低下或异常、维生素 D 严重缺乏等引起的钙代谢异常，而不是通常所说的缺钙。

 需不需每年都给孩子查是否缺钙？

人体内钙的代谢平衡复杂，受年龄、性别、遗传、饮食和生活方式、地理环境等多种因素的影响，查与不查、补与不补不能一概而论。爸妈可以从孩子是否有钙缺乏的高危因素，是否有钙缺乏的症状等方面观察，咨询医生，评估是否需要做检查辅助诊断，综合评定是否需要补钙。

第四讲　怎么给孩子补钙更有效？

 哪些食物含钙量高？

我们以每 100g 食物为例比较一下含钙量：虾皮最高达含 991mg，芝麻含 620mg，豆腐含 164mg，牛奶含 100 ～ 120mg，菠菜含 64mg，鸡蛋含 56mg。以上这些食物都是含钙量比较丰富的食物。

 吃虾皮还是喝牛奶？哪种食物补钙效果更好？

有人问，不是说牛奶补钙最好吗？但它的钙含量不是最高啊？是的，牛奶虽然含钙量不是最高，但膳食钙中它的贡献最大。我们以市场上常见的牛奶为例：每盒约 250ml，约含钙 250 mg，要达到这个钙量，需要虾皮 25g，芝麻 40g。显然，这些食物例如虾皮、芝麻，尽管含钙量最高，但我们日常摄入量是有限的，不如喝牛奶补钙效率高。

补钙是不是越多越好?

给孩子补钙补多了会有一定危害。过量钙摄入会干扰锌、铁吸收,造成锌和铁的缺乏。过量钙摄入还可导致便秘、浮肿、多汗、厌食、恶心等症状,严重者还可出现高钙血症、高钙尿症,导致肾结石、血管钙化,甚至引发肾衰竭等。中国居民膳食营养素参考摄入量(2013 版)推荐可耐受最高摄入量 0～6 月龄婴儿为 1000 毫克 / 天,7 月龄～3 岁为 1500 毫克 / 天,4 岁以上 2000 毫克 / 天。

市场上的补钙制剂有哪些类型?

市场上的钙制剂品种繁多,儿童常用的是以下几类。

第一类是无机钙,主要包括碳酸钙、磷酸钙等。特点是含钙量较高,但是水溶性低,需在胃酸的参与下分解吸收,所以胃肠功能较好的孩子可选用此类钙。

第二类是有机钙,主要包括葡萄糖酸钙、乳酸钙、柠檬酸钙等。有机钙含量较低,但是溶解度较高,胃肠刺激较小,易于吸收,也适用于孩子服用。

第三类是有机酸螯合钙,主要包括氨基酸钙、苏糖酸钙等。此类钙制剂优点是脂溶性好,溶解度高,吸收好,胃肠反应小,但是价格较贵。

怎么给孩子选择补钙产品?

目前,市场上并没有哪种钙制剂的吸收率特别高,大约都在 30%,差异不大,不一样的是每种钙剂的含钙量。所以吸收率不是我们选择钙剂的首要参考因素,要综合选择含钙量高、溶解度大、生物利用度好、重金属含量低的钙剂;同时结合孩子喜欢的剂型、口味,综合价格等因素,合理选择补钙产品。

怎么才能促进钙的吸收?

婴儿期钙的吸收率为 60%,儿童期 40%,成人期 20%～40%,老年人更低。儿童青少年正处于生长发育的关键时期,随着细胞、组织的不断生长分化,也是骨量积累的关键时期,此阶段骨密度的持续增长影响最佳峰值骨量的获得。峰值骨量就如同人体内的"骨银行"，如果在青春期能够最大限度地积累骨量，相当于在"银行"中的"储蓄"很多，可供日后消耗的骨量就较多，可以减少中老年时期由于骨质疏松导致的骨折发生率。

补钙的同时补充维生素D可以促进钙的吸收，而同等量的钙，分成多次服用，钙的吸收率更高。

另外需要注意，膳食中的草酸、植酸会与钙形成沉淀影响吸收，所以菠菜、空心菜等含有大量草酸的食材加工时，最好把蔬菜放到热水中焯一下再烹调。同时，最好单独服用钙剂，避免与牛奶同时服用。

第五讲　孩子为什么要补维生素D？

 ### 什么是维生素D？

维生素D是一种脂溶性的维生素，作用极其广泛，在保护儿童健康、促进生长发育方面起着重要的作用。例如维生素D可提高机体免疫力，抵抗感染，控制人体的过敏反应和炎症，防治儿童哮喘、湿疹。维生素D提高胰岛素的敏感度，从而更好地控制血糖。儿童肥胖、情绪低落或抑郁症与维生素D缺乏也有密切关联。维生素D缺乏还可能增加了成年期心脏病、癌症、糖尿病、高血压等疾病的风险。

 ### 补维生素D和补钙有什么关系？

维生素D的主要作用是调节钙磷代谢。我们从膳食中摄入的维生素D或皮肤经紫外线照射产生的内源性维生素D从小肠吸收，可以促进钙的吸收，促进骨质钙化。所以维生素D是钙吸收的一个"好帮手"。

 ### 孩子都要补维生素D吗？补多少？

为了预防佝偻病和维生素D缺乏，健康婴儿、儿童和青少年，每天至少摄入维生素D400IU，如果每日不能从强化配方奶、牛奶或其他强化食品中获得400IU

维生素 D，应该通过维生素 D 制剂的方式额外补充。

　　我国佝偻病防治科研协作组关于维生素 D 补充量的推荐是：婴儿出生应该尽早开始补充维生素 D，每日 400 ～ 800IU，不同地区、不同季节可适当调整剂量。早产儿、低出生体重儿、双胎儿生后即应补充每日 800 ～ 1000IU，3 个月后改为每日 400 ～ 800IU。可以通过检测维生素 D 血浓度的方式判断孩子是否缺乏维生素 D。

 晒太阳补维生素D，可靠吗？只晒太阳够不够？

　　我们之所以说晒太阳能补钙，其实是因为晒太阳是补充维生素 D 的最简便、有效的方式，而维生素 D 可以促进钙的吸收。由于维生素 D 的食物来源不丰富，因此通过食物获取维生素 D 的方式不太可行。

　　但影响晒太阳获得维生素 D 的因素众多：不同季节、气候、地区；接受阳光的皮肤面积不同，如仅面部（避免阳光直接晒到眼睛）还是包括手臂、腿、胸背、臀部；晒太阳的时间长短不同等。有研究表明，光线充足，晴空无云的天气，没有衣物遮挡，1 平方厘米照射 3 小时可产生 20IU 的维生素 D，相当于 1 个鸡蛋的维生素 D 含量。因此在晒太阳的同时建议适量补充维生素 D。同时建议平均户外活动应在 1 ～ 2 小时 / 天。但 6 个月以内的宝宝不要直接阳光照射以免皮肤损伤。

 维生素AD和维生素D制品，哪种更好？

　　维生素 A 又称视黄醇，维生素 A 缺乏会影响孩子健康，引起毛囊角化、角膜软化、夜盲等病症，还会使机体免疫力下降、易感染。多项研究表明，我国儿童仍处于维生素 A 缺乏风险中。

　　对于有以下几种情况的孩子，建议补充维生素 D 的同时还应补充维生素 A。

　　生长快速的孩子，尤其 2 岁以下的孩子应补充维生素 AD。

　　易偏食、挑食的孩子，因为维生素 A 来自肝脏、奶制品、鸡蛋等动物性食物，所以挑食、偏食的孩子膳食中缺乏动物性食物，仅仅依赖绿叶蔬菜或橙色的水果及蔬菜中胡萝卜素的孩子易患维生素 A 缺乏。

　　患腹泻、肝胆疾病，肠道对维生素 A 吸收利用不足时，建议补充维生素 A。

宝宝一喝奶就拉肚子，是为什么？

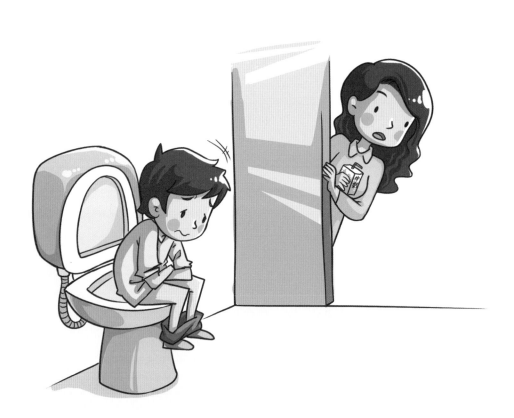

▶ **第一讲　一喝奶就拉肚子，是什么情况？**

一般来说，如果孩子一喝奶就拉肚子，很可能是孩子乳糖不耐受。

 什么是乳糖不耐受？

乳糖，顾名思义，它是一种主要存在于哺乳动物乳汁中的双糖。所谓"乳糖不耐受"，就是指人体因为乳糖酶缺乏，导致摄入的乳品、乳制品中的部分乳糖不能在小肠消化和吸收，直接进入大肠后，产生大量酸和气体，从而出现的一系列腹胀、腹泻的症状。母乳中乳糖含量为 7.2g/100ml，牛乳中乳糖含量为 4.7g/100ml。

 为什么缺乏乳糖酶会出现乳糖不耐受？

乳品是哺乳期宝宝的主要能量来源，对于婴儿，碳水化合物主要为乳糖。占其每日能量摄取量的 35% ～ 55%。在生长发育过程中，乳糖不仅在能量供给方面起重要作用，还与宝宝出生后脑的迅速生长密切相关。但是，人的肠道是不能直接吸收双糖的。当食物中的乳糖进入人体，要先在小肠内被乳糖酶分解成半乳糖和葡萄糖，才能被正常吸收。所以，当人体内缺乏足够的乳糖酶时，乳糖就不能在小肠被消化吸收转而直接进入大肠，在大肠菌群的作用下，乳糖发酵、水解进而引起腹胀、肠鸣、腹泻等一系列症状。

 我家宝宝为什么会缺乏乳糖酶？

缺乏乳糖酶的主要原因包括以下几种。

（1）先天性乳糖酶缺乏

这种宝宝在出生时乳糖酶就活性低下或缺乏，多为常染色体隐性遗传，不过这种原因的乳糖酶缺较为少见。这类宝宝在新生儿期即可发病，多在吃奶后发病，常不能适应母乳喂养，摄食后出现明显的呕吐、水样腹泻、粪便酸性增加，伴有腹胀、肠鸣音亢进等症状。停止母乳喂养后，上述症状很快消失，若不改用免乳糖配方奶，宝宝会有生命危险。

（2）原发性乳糖酶缺乏

这是乳糖不耐受的最常见原因，也称作成人型低乳糖酶症。这类宝宝出生时大多数喝奶后的表现是正常的，随着年龄增长，乳糖酶活性逐渐下降，成年时小肠上皮乳糖酶活性约降至出生时的 5%～10%。这种类型的乳糖酶缺乏也可能在新生儿期发病，尤其是早产儿因为吸收能力较差，更容易发生原发性乳糖酶缺乏。不过，也不是所有的原发性乳糖酶缺乏都会出现临床症状，因为成年人的饮食已经不是以富含乳糖的食物为主了，乳糖摄入量少时就不至于引起临床症状。

（3）继发性乳糖酶缺乏

这种情况在新生儿、婴幼儿中比较常见，是由于感染性腹泻、营养不良、肠黏膜慢性炎症、全身感染及乳糖酶分泌减少等原因造成的。

▶ 第二讲 怎么判断宝宝有没有乳糖不耐受？

 乳糖不耐受都有哪些症状？

乳糖不耐受，主要有四大常见症状：酸、气、泻、痛。

- 酸：主要指大便酸臭、蛋花样；口气酸臭；吐奶酸臭；吐奶里有奶瓣。
- 气：指肠胀气，泡沫便、屁多屁臭、腹胀、打嗝、嗳气。
- 泻：指腹泻，是乳糖不耐受最常见的症状，占婴儿腹泻的 46%～70%。
- 痛：指肠绞痛，约 40% 的肠绞痛是因乳糖酶缺乏引起的。

 怎么才能判断宝宝的腹泻是和乳糖不耐受有关？

如果是 0～6 个月的宝宝身体无其他疾病，喂奶后出现腹泻、腹胀、无法安抚地哭闹，基本就能判定为乳糖不耐受了。因为这个阶段的宝宝，唯一的食物来源就是乳品，因乳品引起的消化道不适，基本就可以判定是乳糖不耐受。

▶ 第三讲　怀疑宝宝乳糖不耐受，要做什么检查？

 乳糖不耐受，都有哪些检查方式？

如果遇到大于 6 个月的宝宝，又正好处于感染性肠炎等疾病的高发期，如何才能知道宝宝拉肚子是不是由于乳糖不耐受呢？这时候，就需要借助一些检查来辅助判断了。目前适合婴幼儿的检查主要包括下面这些。

•大便还原糖及 pH 值测定：肠道未分解的乳糖会随粪便排出，大便因含有酸性代谢产物，所以呈酸性。通过大便还原糖测定可判断乳糖分解情况。当结果中显示 pH ≤ 5.5 时，提示缺乏乳糖酶，可作为乳糖不耐受的参考指标。当 pH > 7.0 时，一般为细菌感染等。

•乳糖 - 呼气氢试验：正常情况下人体不产生氢气，但是在乳糖酶缺乏时，未分解的乳糖在结肠被细菌分解可产生氢气，吸收进入血液后通过呼吸排出，测定呼出氢气的水平可以间接反映乳糖的消化吸收状况。做法是：口服乳糖 1 ～ 2g/kg，测空腹及之后呼气中的氢含量。但这种方法临床上很少使用。

 对于宝宝来说，各种检查方式各有什么优劣？

（1）大便还原糖及 pH 值测定

•优点：无创、简单、便宜，婴幼儿接受度好，可用于婴幼儿。

•缺点：需要新鲜便标本，标本留取困难，受肠道细菌等环境因素影响较大，且判读结果时可能因标本颜色出现误差。

（2）乳糖 - 呼气氢试验

•优点：操作简便、无创伤、无痛苦，特异性及灵敏性均较高。

•缺点：由于宝宝哭闹、过度换气、禁食不充分、肠道细菌分解乳糖能力弱等因素，易出现假阴性结果。

▶ 第四讲　宝宝乳糖不耐受，怎么治疗?

 当宝宝出现乳糖不耐受要怎么治?

宝宝一喝奶就拉肚子，会让爸妈对于宝宝的营养摄入非常焦虑。那么，确定了是乳糖不耐受，该如何治疗呢?

（1）补充乳糖酶

美国儿科学会临床推荐方案指出，乳糖不耐受是因乳糖酶缺乏引起的，因此最佳的选择是补充乳糖酶。而宝宝出现的乳糖酶缺乏多属于阶段性的，因此，在补充乳糖酶的同时，还需要保证少量的乳糖摄入，来诱导宝宝自身乳糖酶的分泌，增强肠道对乳糖的耐受性，从根本上纠正阶段性乳糖酶缺乏。

据文献报道，乳糖酶缺乏人群，多数能耐受 6.5～12.5g 乳糖，相当于 125～250ml 牛奶。所以如果是乳糖不耐受症状不太严重的宝宝，爸妈可考虑让宝宝少量多次喝奶。

（2）辅助药物治疗

在给宝宝补充乳糖酶的同时，也可以考虑给宝宝补充一些人体肠道正常菌群的益生菌制剂，如双歧杆菌、乳酸菌、酪酸梭菌等菌种。它们能酵解、利用乳糖，而且这些细菌在酵解乳糖时只产酸，不产气，因而不会产生腹胀、肠鸣等不良反应。

同时建议采用无乳糖饮食的宝宝在能量摄入足够的前提下，补充维生素 D 制剂和钙制剂，因为乳糖能促进钙吸收，采用无乳糖饮食时，钙的吸收量明显减少，因而必须补充钙及维生素 D。

（3）治疗原发疾病

如果是因为其他疾病导致的继发性乳糖不耐受，必须先去除病因，如有细菌性肠炎的宝宝，应当用抗生素；如有佝偻病或营养不良的宝宝，应给予支持疗法。

急性乳糖不耐受症多数在 1 ~ 4 周内恢复，迁延性和慢性腹泻多数有肠黏膜损害，乳糖酶修复较慢，通常需数周至数月。需要特别注意的是，先天性乳糖酶缺乏的人应终身禁食乳糖。

 能不能给宝宝选择去乳糖奶粉？

美国儿科学会指出：回避乳糖会影响骨矿物质的吸收和沉淀，不建议婴儿和儿童回避含有乳糖类的食物（母乳和奶制品），可以补充乳糖酶或者喂养经过乳糖酶处理的奶液来应对乳糖不耐受。确实需要避乳糖时，则需要额外补充钙剂。

但在宝宝没有确诊之前，由于宝宝一喝奶就拉肚子，在这段时期可以根据宝宝临床症状轻重选择去乳糖配方或低乳糖配方奶粉。

去乳糖配方奶粉常用麦芽糊精或玉米粉替代乳糖，保留原有的营养成分，但应用疗程一般不宜超过两周。其原因是这类奶粉热量偏低，无法满足宝宝的生长发育对能量的需求。建议前往医院营养科、消化科、保健科就诊咨询。

 乳糖不耐受的宝宝，这些东西能吃吗？

•酸奶：用双歧杆菌或乳酸杆菌做成的酸奶，奶中的乳糖约有 50% 被酵解了。因此，乳糖不耐受的宝宝是可以喝酸奶的。但是，1 岁内的宝宝应当避免喝酸奶。

•奶酪：奶酪是经细菌发酵而成的半固体。除了其中部分乳糖被发酵外，因其是半固体，在胃内排空及肠内转运的时间均较慢，因而可减轻乳糖不耐受的症状。所以，宝宝是可以吃奶酪的，但是要注意食用量不宜过大。

•豆浆：豆浆里是不含有乳糖的，蛋白质的质量较高、价格低廉，是宝宝可以选择的饮品。但豆浆含豆腥味，部分宝宝可能不愿意喝。同时要注意，1 岁以内的宝宝不适宜喝豆浆，更不宜在豆浆中添加太多的糖。

宝宝的发育正常吗？
爸妈最关心这些！

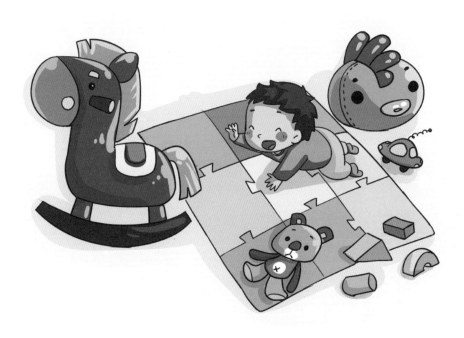

▶ **第一讲   爸妈都很关心的肌张力，是什么？**

 肌张力是什么？

在聊到宝宝的大脑发育时，经常会听到一个词，就是"肌张力"，这个神秘的肌张力是什么呢？其实，肌张力就是指正常人在安静状况下肌肉仍能够保持的紧张状态，它可以帮助我们维持身体各种姿势和正常的活动。

 肌张力异常是怎么引起的？

如果宝宝出现一些神经系统的受损，往往会存在肌张力异常。但并非所有神经系统出现的问题都会伴有肌张力受损，一旦肌张力出现异常，就会对运动、行为、姿势造成影响。

 肌张力过高，会对宝宝有什么影响？

疾病时肌张力增高或下降，均可导致姿势异常及正常功能受到影响。肌张力异常，特别是肌张力增高是脑瘫的重要征象。目前脑瘫干预方法有了较大发展和进步，出生 6 个月龄以内的宝宝得到正确的引导、干预，80% 患儿可达到基本正常，因此识别出肌张力增高是早期干预的重要基础。对于早产儿、双胎或者多胎儿，出生低体重的婴儿，出生时有缺氧、窒息等病史的孩子，尤其应该在定期的体格检查中关注神经系统的发育情况，其中肌张力的检查就是很重要的一项。

 宝宝肌张力过高，如何缓解？

经过儿科医生专业的检查，可以判断宝宝的肌张力是否正常，若是病理性的异常应早发现、早干预、早治疗。通常情况下，1 ～ 2 个月的宝宝体检能发现，出生 6 个月内的治疗称为早期干预，治疗效果好，预后好。

▶ 第二讲 宝宝的大运动跟不上，怎么办？

 宝宝3个月不会翻身，正常吗？

一般来说，宝宝6个月内学会翻身都是正常的，当然应排除有神经系统病理性损伤的宝宝。

 宝宝大运动发育得晚，要做什么检查？

宝宝的大运动发育迟缓是需要来医院保健科或神经科就诊的，需要检查宝宝的神经系统。看是否能排除脑萎缩、脑积水、脑白质发育不良等；检查是否有遗传、代谢性疾病，检查智力认知情况，以了解宝宝在大运动落后的情况下，认知、反应、视听功能等是否同时出现异常等。

 宝宝1个月就能竖着头，是不是发育太快？

实际上，宝宝的发育遵从人类脑神经的自然发展顺序。1个月的宝宝在俯卧的时候就已经会努力地向上抬头，会出现短暂的头抬离床面、翘动或转头向另一侧的现象。在竖起抱着拍嗝的时候，宝宝也会努力向上抬头，这些都是正常出现的情况。但是如果有的宝宝颈背肌张力过高，会被动地牵扯，形成竖头的假象，这时就需要爸妈警惕，应带宝宝到医院就诊。

 怎么促进宝宝的大运动发育？

对于肌张力增高的宝宝，爸妈可以采取抚触、被动操、按摩、游泳等训练来帮助缓解宝宝肌张力增高的情况，扩大关节活动度。在抚触的过程中，通过皮肤末梢感觉神经的刺激、传导，促进感觉通路的建立，改善、促进肌张力、大运动发育，更可以促进爸妈与宝宝之间情感的交流。

爸妈的一颦一笑，跟宝宝说话的过程，也能对宝宝智力方面的发育起到促进作用。除此之外，爸妈也可以让宝宝在空腹的情况下，适时适量地进行俯卧抬头练习。宝宝 3 个月前后也可以根据个体情况进行仰卧拉坐控头能力的锻炼等，但不提倡揠苗助长式的早教训练。

▶ 第三讲　该如何判断宝宝运动发育是否正常？

 宝宝始终攥着拳头，正不正常？能不能掰开？

新生儿的双手会呈现一个握拳的状态，拇指包在其他四指中。当爸妈的手伸进宝宝的手掌中并稍给予压力的时候，宝宝还会出现用力握紧的情况。这时候爸妈可以轻轻地按摩或者轻轻地叩击宝宝手背，小手就会自然张开，拇指内收的状态会得以改善。但是如果 4 个月以上的宝宝仍然有这样的情况出现，爸妈就要警惕了，判断宝宝是否出现了肌张力高、原始神经反射消退延迟的情况。

 宝宝出现"飞机手"，是怎么回事？

通常宝宝在 3 ～ 6 个月的时候就学会翻身了。接着宝宝还会在俯卧时用前臂支撑，头抬离床面，呈 45°到 90°，甚至可将胸部抬离床面，为以后的爬行动作打下一个良好的基础。但有一些宝宝在俯卧时，没有手肘支撑的意识，不会自己撑起头部或者上身，来完成俯卧抬头的动作，身体就像架"小飞机"。这可不是宝宝在和爸妈玩游戏，这种情况又称"飞机手"。"飞机手"很可能是因为宝宝肌张力过高，运动姿势异常或者不协调而导致的，爸妈应引起重视。

 宝宝还有哪些异常的表现需要爸妈警惕？

除了"飞机手"，有的宝宝还会在仰卧位或抱坐位时，双手缺乏中线位，不能协调、主动地抓握附近的玩具，不会吃手、玩手，进而影响到手眼协调，精细动作的发育。这时，爸妈就需要找专业的医务人员予以检查。

 爸妈能不能在家对宝宝进行训练呢?

在医生的指导下，爸妈可以在家对宝宝做一些简单的训练。比如，在宝宝俯卧位的时候，爸妈可以在其腋下放一个软软的小枕头，让宝宝的双手置于枕头前方，这样宝宝的前臂和身体躯干的夹角大于90°，被动的牵引可促进肌肉发育，扩大关节的活动，帮助宝宝形成手肘帮助前上身支撑的意识。

爸妈也可以辅助宝宝在头正中位的情况下，保持手肘前臂支撑的状态，再拿一个摇铃，在宝宝的脸上方轻轻摇动，逗引宝宝往上抬头。平时可以让宝宝多做一些抓握玩具的训练，当宝宝能够有意识去抓住附近的玩具时，爸妈还可以往后轻轻地撤玩具，让宝宝能持续地去抓玩具。

一些月龄较小的宝宝可能还不会主动抓握，爸妈可以用稍大一点的玩具来轻轻地叩击宝宝的手背，让宝宝在这种刺激下主动地伸开小手，然后再把玩具递到宝宝的手中，来训练宝宝的抓握能力。

 不同月龄宝宝的大运动发育有什么规律?

5～6个月的时候，宝宝就在学习怎么坐了。宝宝首先会用手支撑着床面来维持自己的坐姿。7～8个月的月龄时，宝宝会坐得更好，不再需要手来支撑。学会坐姿之后就是爬行。早期的爬可能只是俯爬，匍匐前进。这个匍匐前进，尤其对于足踝部肌张力有些增高的宝宝来讲，是很好的运动，爸妈可以辅助推动宝宝的足部促进宝宝向前行。

再之后，宝宝会学习四点支撑爬行，即用手和膝盖来支撑爬行。这个爬行的动作是更高一级的、更先进的爬行动作。不仅会增大宝宝的活动范围，也会扩大宝宝的认知范围，促进智力运动的发育及平衡性的建立。

到了1岁左右，大部分的宝宝可以独自站立数秒。15个月的时候，大部分的宝宝能够完成独立行走。至此，宝宝具备了人类所具有的行走能力。爸妈可以根据上述运动发育规律，来评判宝宝是否存在大运动发育的障碍和迟缓。

▶ 第四讲 如何帮助宝宝大脑更好地发育？

 营养与大脑发育有关系吗？

良好的营养是大脑发育的物质基础。婴幼儿时期脑的发育相当快，脑细胞不断分化，除了神经元之外，还会分化出各种神经纤维，在脑细胞、肌肉、感觉器官之间形成丰富的连接，具体表现在宝宝的语言、精细运动、大运动上的发育。这就需要良好的营养摄入作为基础，以供给足够的能量，帮助大脑工作和发育成长。

在日常门诊中，来就诊的有些宝宝通过检查发现了营养性贫血、佝偻病等疾病，他们除了有多汗、易惊、面色差等一些常见的异常表现之外，有时也会出现大运动发育落后，四肢显得无力等症状。

经过营养性的治疗，比如给缺铁性贫血的宝宝补充铁剂、维生素；给患佝偻病的宝宝给予补充维生素 D 和钙剂的治疗等，这部分宝宝的症状就会得以改善，运动、智力情况也能够逐步追赶至正常的同年龄水平。这说明，营养会为大脑的发育奠定一个良好的基础。

 母乳可以促进大脑发育吗？

6 个月以内的宝宝最重要的食物来源就是奶，无论是母乳还是配方奶粉，都要保证宝宝有充足的奶量摄入。奶中富含各种营养元素和蛋白质，为宝宝身体和脑部的发育提供了相当多的能量。

特别是母乳中的脂肪成分，每 100 ml 母乳中含有 3.5g 脂肪，母乳中独有的长链不饱和脂肪酸［二十二碳六烯酸（DHA），花生四烯酸（ARA）］对于宝宝神经系统发育非常重要，为宝宝的大脑发育提供了必需的脂肪酸，从而促进宝宝大脑、眼部及血管的发育。与此同时，哺乳的过程中，对宝宝的口腔触觉刺激和皮肤刺激，以及与母亲之间的肌肤接触和情感交流，对大脑的发育也有积极的作用。

添加辅食能促进发育吗？

辅食是指宝宝 6 个月开始添加的除母乳、婴儿配方奶以外的半固体或固体食物。6 个月后单一母乳喂养已不能完全满足宝宝生长发育需求，应当在继续母乳喂养基础上引入其他营养丰富的食物。6 个月是宝宝从奶过渡到成人饮食的关键阶段，也是行为发育的关键时期。

添加辅食的方式除了满足宝宝营养发育之外，还可以帮助其逐步适应不同食物。在这个过程中要逐渐把辅食从泥糊状过渡到颗粒，甚至是小块状的食物性质。从 6 个月开始，宝宝口腔肌肉开始发育，利用不同质地的食物，可以锻炼宝宝的咀嚼能力，这能为以后的口腔功能甚至语言发育打下良好的基础。此外，科学良好的饮食习惯，包括对进食方式的正确引导，也有利于促进宝宝健康，为其一生发展奠定良好基础。

需要注意的是，过早、过晚添加辅食均会影响宝宝生长发育。但对于发育不良、母亲健康不佳，以及有贫血现象的宝宝来说，建议前往医院营养门诊咨询。

孩子说话晚、总结巴，怎么办？

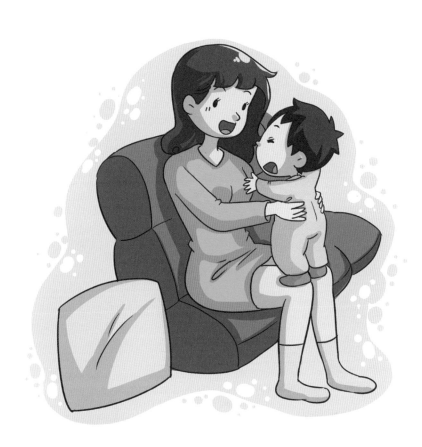

▶ **第一讲　关于说话的那些事儿**

 什么是说话?

　　我们都知道，语言是宝宝生长发育过程中必须要掌握的一项技能，语言的发展几乎影响到宝宝发展的所有方面。我们通常认为的"语言"就是"说话"，"说话"其实就是我们常说的口语，我们也称之为音声语言，它是语言的主要方式。我们日常生活中的手势、标识、声音、文字都属于语言的范畴，比如我们生活中的"鼓掌表示欢迎""挥手表示再见""红灯停、绿灯行"等。

 语言和言语是怎么形成的?

　　语言是一种社会认同的、有规则的表达观点的符号系统，是传递信息的重要媒介，又是沟通交流和思维的工具。语言也是我们人类特有的一种高级神经活动，是表达思想、观念的心理过程。

　　言语是口语（也就是我们常说的"说话"）形成的机械过程，是神经肌肉发出声音的活动。在说话这个过程中，发声的肌肉通过与大脑合作，产生语言中的声音，使口语表达声音响亮、发音清晰、流畅。言语是人类最常用的语言系统，是语言的主要表现方式。

 良好的沟通对宝宝语言发育有多重要?

　　沟通是用来交换讯息、意念、感受、需求与渴望的过程。沟通是双方的，并且双方有共同的意图。语言是最有效的沟通方式。语言的目的是为了良好的社交，良好的社交离不开沟通。所以，语言的发展离不开良好的沟通。语言的发展还离不开良好的沟通交流环境和适宜的教育，这是影响语言发育的后天因素，同时也对语言发育起着决定性的作用。比如说，从小与狼一起长大的孩子，7岁时也只会嚎叫，语言很难再发展；从小生长在无人关注的环境中的孩子，语言能力也会很贫乏。

　　由此可见，语言的产生和发展受到多种因素影响，爸妈要多多留心，即便在宝宝还没有学会说话时，也要特别注意与宝宝说话交流。

▶ 第二讲　影响语言－言语发展的因素有哪些?

 宝宝说话说得不好，有哪些先天原因?

言语主要是指"口语""说话"，也就是音声语言。音声语言的表达是非常复杂的一个过程，它从发话者脑部的认知功能区开始，整合内外讯息后，运作大脑中主管语言的区域，进行动作语言的规划，再由肺部、喉部、构音器官（声带、口腔、鼻、舌）、咽腭、小脑等分别负责呼吸、发声、构音、共鸣、韵律等运动。发出声音经由空气振动传递，经过语音接收者的耳部、脑部的视听觉感受区、负责语言的区域，最后在大脑整合、诠释各种讯息的意义。

由此可见，语言产生涉及人体许多部位，如果这些部分的结构或功能有异常，就会影响语言的发展。如脑损伤、听力异常、腭裂、构音器官异常等，都是影响宝宝说话的先天因素。

 宝宝说话说得不好，有哪些后天原因?

宝宝在婴儿期是通过哭来练习发音，通过吸吮动作来锻炼口腔肌肉运动的。所以，如果在婴儿期舍不得让宝宝哭，或者宝宝哭得很少，奶嘴眼儿太大，宝宝吸吮用力不足，就容易造成音带、舌头、口腔肌肉训练不足，也会影响宝宝说话。

▶ 第三讲　俗话说"贵人语迟"，有道理吗?

 俗话说的"贵人语迟"，有道理吗?

在给出答案之前，我们先了解一下正常情况下语言的发展。

　　语言的发展分为前语言期和语言发展期。前语言期通常指的是出生到 1 岁，在这个阶段虽然宝宝没有掌握我们认为的语言，但是他们发展了语言产生所需的各种能力，所以也把前语言期称之为语言发展的准备期。

　　2 ～ 3 月的宝宝听到熟悉的声音可使其安静或微笑，用不同的哭声表达不同需求，看见熟人可微笑。4 ～ 7 月的宝宝认识发声的玩具，对自己的名字有反应，咿呀学语，独自一人或与他人玩耍时会发出"咯咯"声。8 ～ 12 月的宝宝理解常用的单词，对一些请求有反应，使用讲话声或非哭闹声取得并保持关注，喜欢玩轮流性的游戏，喜欢玩"躲猫猫"。

　　在这个过程中，语言发展所必需的感知能力、发音能力、交际能力逐渐发展起来，为语言发展期奠定了基础。伴随着语音听辨能力和表达能力的综合协调发展，宝宝在 1 岁左右出现真正的语言，宝宝便正式进入学习语言的阶段，也就是语言发展期。

　　在之后的两三年，宝宝便能初步掌握生活中常用的语言。在语言发展期，宝宝的语音、语义、语法、语用能力逐渐发展。

　　宝宝大约在 1 岁时开始出现第一个有意义的表达词汇，随后词汇快速增加，句子的长度逐渐扩展。如果宝宝的语言能力落后于其实际年龄相应的语言水平，我们称之为"语言发育迟缓"，就是人们常说的"说话晚"。

 宝宝说话晚的原因是什么？

　　常见引起语言发育迟缓的原因有：听觉障碍、智力发育迟缓、孤独症谱系障碍（也就是人们常说的自闭症）、腭裂、发育性语言障碍等，其中智力发育迟缓是语言发育迟缓的最主要原因。 也有一些宝宝是因为处于较差的语言环境中，与人沟通互动少，导致了暂时的语言发展落后。

 爸妈如何判断宝宝是否说话晚？

　　有一句顺口溜可以为爸妈提供借鉴：2 岁不会说词语，3 岁不会说句子，4 岁发音不清，5 岁仍有口吃。按照这个规律来看，如果爸妈发现宝宝存在这样的问题，那么可能表明宝宝存在语言发育的异常，需要到语言专业门诊进行诊断及治疗。

语言发育异常的预警表现有这些：

• 2 个月时对熟悉的声音和脸无反应。

• 3 个月对他人无微笑。

• 8 个月无咿呀学语，不会玩"躲猫猫"游戏或对此无兴趣。

• 12 个月不能说一个字的词、无任何手势，如挥手"再见"或摇头，不能指点任何物品或图片。

• 18 个月不愿模仿声音，或有限地运用辅音和元音、用手势代替说话表示需求，不能使用 15 个单词。

• 2 岁不能模仿单词或动作，不能听从简单的指令。

• 3 岁时不能将单词组成短语或句子，词汇有限，不能理解或回答简单的问题，不能自发与人交流，与人交流时常常表现受挫，不能与他人交往或游戏，局限于玩某些玩具或反复玩某些玩具，不能正确发"b、p、m、d、t、n、l、g、k、h"的音。

• 4 岁时不能复述简单的故事，不能清楚地回忆最近发生的事件，家庭外成员不懂宝宝说的话，句子发音错误多、替代或遗漏一些音。

如果宝宝有这些症状出现时，需要爸妈引起重视，及时带宝宝就诊。

 宝宝说话晚，爸妈该怎么做？

在日常生活中，爸妈也可以应用一些基础治疗方法。对于"不会说话"或"说话很少"的宝宝，爸妈应该注意以下几点：

• 跟随宝宝的意愿和兴趣，与宝宝进行互动游戏。

• 调整自己的说话方式，用简单的句子或者比宝宝实际能力稍高的句子交流，注意语速、语调。

• 选择宝宝生活中常用的字词作为学习的目标。

• 在不同的语境下介绍同一个字词。

• 配音宝宝关注的事物、动作。

对于具备一定语言能力，但仍落后于同龄儿童的宝宝，可以采用扩充句子、延伸句子，以正确的方式诠释宝宝不合句法的表达的方式来解决。比如，宝宝见到苹果，主动说"吃"，爸妈可以帮其扩充为"吃苹果"；带宝宝去公园游玩，结束时宝宝说"今天玩得真开心"，爸妈可以借此和宝宝一起总结发生的开心的事。当宝宝复述一件事情或者表达自己想法时有句法结构的问题，宝宝可以说"让我猜猜你说的是不是这个意思"，然后以正确的方式诠释宝宝表达不合句法的句子。

▷ **第四讲　孩子说话总结巴，是怎么回事？**

 ### 孩子4岁了，为什么会说话结巴？

随着孩子语言流畅度逐渐发展，2～5岁的孩子在说话过程中，可能会出现说话不连贯、多次重复某个音或字的情况。这种情况常发生在孩子正在学习将单词组成句子，或者孩子的思考和理解能力超出所会的词汇和语法，想说却找不到适当的词汇组织语言的时候。出现这种情况，绝大多数孩子会自己恢复，我们称之为发展性口吃。随着孩子语言能力提高通常会自行好转。

 ### 宝宝说话结巴，可能是什么原因？

口吃与孩子的语言能力、思维能力及其在表达事情时情绪的自我控制能力、心理状态都是有关系的。如果到了5岁，孩子说话仍然存在说话中断、重复、拖长音，甚至说不出话时伴随摇头的现象，就可判断为出现了口吃。口吃是严重的语言不流利情况。

 ### 孩子说话结巴，爸妈该怎么做？

当孩子出现口吃时，爸妈可以采取以下方式来缓解症状，或者减少孩子出现口吃的次数：

• 用简单的句子或者选择性句子与孩子交流，创造轻松的交流环境。

• 遇到孩子口吃时，爸妈不要打断孩子说话，爸妈如果知道孩子想说什么，可很自然地帮孩子说出来，不批评孩子，不要求孩子重复。

• 家庭成员日常说话放慢语速，避免语速过快，语调过高。

• 尽量避免口吃环境。避免与有口吃的人群过多地接触，如果带养人中有口吃情况，应在宝宝面前尽量控制。

• 丰富孩子的词汇量。爸妈平时多描述生活情景中的事物，让孩子听到不同类型的词汇，使其学习如何描述生活中的事物，如形容词、方位词、量词等，例如："你看这件粉色的裙子真漂亮！""一支笔掉到桌子下面了！"

• 多赞美孩子，提升其自信等。

但如果孩子的口吃现象越来越频繁，口吃时伴随身体或者面部的动作，说话时音调越来越高，开始逃避说话，且年龄在 5 岁以上，就需要带孩子来语言专业门诊就诊。

▶ 第五讲　孩子说话不清楚，要不要干预？

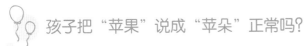

孩子把"苹果"说成"苹朵"正常吗？

把"苹果"说成"苹朵"正常不正常？需要结合孩子的年龄来看。2 ～ 4 岁是孩子语音发展的飞跃期。在这个过程中孩子的语音逐渐发展完善。例如，2 岁半的孩子应掌握有"b、m、d、g、h"组成的字词应发音清晰，如可以清晰说"杯子、苹果、猫"，对于有"zh、ch、sh"组成的字词，可以说出但发音可不清晰；对于 4 岁半的孩子应基本掌握所有语音，并发音基本清晰。

如果孩子在 2 岁半前把"苹果"说成"苹朵"还是正常的，但如果 2 岁半后仍说错，提示孩子"g"的音掌握不好。我们也来了解一下构音异常的常见表现形式。发音位置错误，比如把"喝水"说成"de 水"；气流不准确，如把"苹果"说成"bing 果"；发音器官动作不协调，如说单字或词时发音清晰，说成句子就发音不清晰了。

　　如果孩子 4 岁后发音不清仍较多，说话时他人难以理解，建议到医院就诊。

 孩子说话不清楚，是舌系带偏短吗？如何纠正？

　　发音不清通常与语音听辨能力、语音记忆能力、口腔运动协调能力或语音未完全习得、自身说话习惯、错误学习等诸多因素有关。在语音产生过程中，口腔运动参与了重要的环节，其中的舌运动也发挥了重要的作用。在生活中我们常有一个说法"孩子发音不清，剪剪舌系带就好了"，这个说法是片面的。舌系带在一定程度上会影响舌的运动灵活度，但发音不清与很多因素有关，是需要根据病情合理诊治的。

　　2～4 岁孩子在学习发音过程中，遇有孩子发音不清晰的地方，爸爸妈妈可以重复正确的语音，重复时应注意口型要夸张，如果孩子有积极学习模仿的意愿，可向其示范口型。平时应注意口腔功能训练，例如咀嚼、撕咬、抿唇、舔、吹、吸、刷牙、漱口等，都是训练口腔协调能力的方法。同时在生活中多与孩子一起诵读，增加孩子的语音意识。如果 4 岁之后，孩子仍有发音不清，需要就医。

如何保护孩子视力？

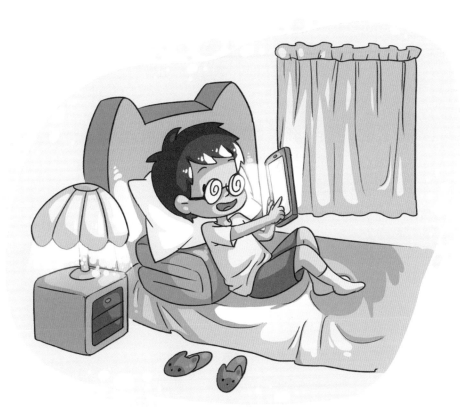

▷ 第一讲　什么是近视?

 眼睛是怎么让我们看到东西的?

外界物体发出的光线经过眼的屈光系统投射到视网膜上，再经过视路系统，包括视神经和大脑的一些结构，投射到大脑皮质视觉中枢，经过大脑信息整合在视网膜上成像，这样我们就看到东西了。

 儿童青少年的眼球发育特点有哪些?

在宝宝刚出生时，眼球很小，眼轴长约为 16.2mm，为远视状态。随着年龄增长，眼轴变长，远视度数逐渐减低，逐渐正视化，18 ～ 20 岁眼球完全发育成熟。基本上，眼球的发育分为两个时期：眼球的快速发育期，即出生至 3 岁，眼轴从 16mm 快速发育到 19.5mm，是视功能发育的敏感期；慢速发育期，即 3 ～ 18 岁，眼轴从 19.5mm 逐渐发育到 23 ～ 24mm。儿童青少年的眼球发育不仅受遗传因素影响，还受环境因素的影响。

 如何发现孩子近视?

爸妈可以通过孩子的一些表现来发现异常。

① 走路时容易出现磕碰，绕不过障碍物，还对色彩鲜艳的画面不感兴趣。

② 在看电视或看书的时候，距离凑得比较近，有眯眼睛的习惯。

③ 视物有异常的头位，如歪头、斜眼、低头或仰头。

④ 双眼不聚焦，眼睛斜，或者伴有眼球震颤抖动。

⑤ 双眼视力有差别，遮盖好的眼睛，孩子有抵抗的表现，而遮盖不好的眼睛，孩子没有明显的抵抗。

⑥ 有注视不良的情况，即盯不住东西。

以上表现都可以显示孩子视力不好。此外，孩子在幼儿园、学校或医院里进行定期的视力筛查非常必要，往往能发现一些视力不良情况存在。

 ## 第二讲　造成孩子近视的原因有哪些?

近视会造成什么影响?

孩子一旦发生近视，就很难控制发展，尤其在出现高度近视以后，可以出现严重的并发症，比如说斜视、白内障、玻璃体混浊、眼底病变，甚至视网膜脱离、失明等情况。此外还会出现以下几种危害。

① 孩子视物不清，眼干涩不适会引起生活不便，甚至有眯眼、视物异常头位等情况。

② 影响视功能的发育，尤其是有伴有屈光参差的孩子，会明显影响立体视觉的发育。

③ 影响孩子将来的升学、征兵及择业等一系列问题。

 ### 影响近视发生和发展的因素有哪些?

影响近视发生和发展的因素首先是遗传因素。一项调查研究显示，父母双方均为高度近视，子女的近视率可达 100%；父母一方有高度近视，子女近视率达 57.5%；父母双方视力正常，子女近视率为 21.3%。

除遗传因素的影响外，环境因素也是非常重要的。主要包括用眼行为，比如说看书的姿势是否端正、距离书本的远近、看书时间的长短等，还有用眼环境，比如照明环境及辐射的情况。此外还与睡眠质量相关，比如睡眠时间的长短，以及营养素的摄取，比如 β 胡萝卜素、钙等的摄入。

 ### 青少年近视眼防控存在哪些问题?

对于近视的防控，预防是关键。就目前而言，预防的难度在增加，因为现在的孩子学习压力大，近距离用眼过多，户外活动过少。此外，治疗效果还有待提高。

对于儿童青少年的近视，目前的治疗手段主要是延缓儿童近视发生的发展。现在市场上的防控近视眼的产品泛滥成灾，很多产品缺乏科学依据，包括治疗不合理、扩大产品的治疗效果等。与此同时，医院的科学防控近视的产品和措施仍有待大力推广。

▷ 第三讲　近视如何矫正?

 假性近视和真性近视如何区分?

假性近视是功能性的改变，是属于睫状肌紧张而眼轴无明显增长。经过点散瞳药，或者适当休息以后，假性近视可自然恢复，并且孩子的视力也可以恢复，不需要配眼镜。而真性近视属于器质性改变，在孩子的眼轴增长拉长这种情况下，近视度数是不能自然恢复的。根据近视度数高低，有的孩子需要佩戴眼镜矫正。

 近视如何治疗?

近视的治疗方法中，最常见的治疗方法是镜片矫正，包括框架镜、角膜塑形镜。角膜塑形镜也就是所谓的 OK 镜、RGP 镜。药物也是治疗近视的方法之一，常见的药物是 0.01% 的阿托品眼液，也称低浓度阿托品眼液，现在证实这种治疗方式对延缓近视的发展是有效的。

此外，还应该注意营养素摄入要均衡。还有一些孩子可能需要手术治疗，比如少数进展迅速的高度近视的孩子可能需要后巩膜加固术，而晶状体手术、激光手术治疗仅可在成年以后进行。除了上述治疗方法以外，仪器治疗和中医治疗仅可起到缓解视疲劳的作用，仅作为近视的辅助治疗方法。

▶ 第四讲　关于近视的几个误区

 误区一：视力检查时散瞳对孩子有危害

有的爸妈会问视力检查的时候为什么要散瞳验光，会不会对孩子有危害？实际上，散瞳验光可以使长时间紧张的眼肌调节到放松状态，获得孩子真实的屈光状态，可以消除孩子的假性近视，缓解视疲劳，避免验光误差过大。散瞳验光对孩子的身体没有危害，爸妈可以放心。

 误区二：戴上眼镜就可以万事大吉了

有的爸妈会认为给孩子戴上眼镜就万事大吉了。这种观点是不对的，因为即便孩子戴上了眼镜，由于孩子生活学习的特点和身体生长发育的特点，决定他/她的近视度数会不停地增长，只是增长得快和慢的差别。所以即便戴上眼镜，也要定期给孩子复查近视的度数，监测近视度数有无增长及增长的快慢。

 误区三：戴上眼镜就摘不掉了

有些爸妈不愿意给孩子配戴眼镜，觉得孩子戴上眼镜就摘不掉了。实际上，如果孩子真性近视已经出现了，并且达到了佩戴眼镜的程度，那么这个眼镜确实是摘不掉了。但因为害怕戴上眼镜就摘不掉了，就不去给孩子配眼镜，这种做法也是不对的。因为孩子的近视度数是客观存在的，同时也是在不断增长的。如果孩子不得不佩戴眼镜，应该给孩子配上合适的眼镜，这样孩子的视疲劳程度没有那么严重，生活和学习会更方便一些。

 误区四：戴眼镜会越戴度数越大

儿童近视度数的增长跟戴眼镜的关系并不是很大，而是与孩子生长发育特点和用眼习惯相关。在18岁以前，儿童身高在不断增长，在不断地用眼睛获取知识，近视度数会呈现一个增长的趋势，无论是否佩戴眼镜，近视度数都会增长。

所以不是戴眼镜导致的近视度数越来越大，而是孩子的生长发育特点决定了近视度数的增长。

 误区五：戴眼镜会让眼球变得凸出

戴眼镜并不会让孩子的眼球变得凸出。孩子的眼球凸出是因为近视度数增长了，眼球变大了，眼轴拉长了引起的。即便不戴眼镜，如果达到很高的度数，眼球变大了，眼球看着也会是凸出的。所以眼球变得凸出，与戴不戴眼镜并没有关系。

 误区六：儿童配眼镜和成人配眼镜一样

儿童配眼镜和成人配眼镜不一样。成人调节力下降，一般在眼镜店配就可以了。儿童由于调节力较强，一定要经过散瞳验光之后才能配眼镜，这样才能配出准确的度数，否则近视度数往往会配得偏大。

 误区七：裸眼视力下降就意味着度数加深

不一定。裸眼视力只是筛查视力的一个指标，度数是否加深要经过散瞳验光确认真实度数，并与以往的度数做对比来确认。举个例子，两个裸眼视力不一样的孩子，散瞳验光以后，测出来的近视度数可能是一样的。所以，裸眼视力只能作为筛查指标，不能作为近视度数加深与否的指标。

▶ **第五讲　如何有效防控儿童青少年近视**

 家庭生活中如何有效防控儿童青少年近视？

近视重在预防。

① 要坚持充足的白天户外活动。坚持充足的白天户外活动对于预防近视和防

止近视加重有重要的意义。儿童青少年应听从家长和老师的安排，每天保证进行2小时以上的白天户外活动。

② 保持正确的读写姿势。不正确的读写姿势会增加发生近视的风险。读书写字要使用适合自己身高的桌椅，应有良好的照明，并保持"三个一"的正确姿势，即"眼睛离书本一尺，胸口离桌沿一拳，握笔的手指离笔尖一寸"，读写连续用眼时间不宜超过40分钟，认真做好眼保健操。

③ 避免不良的读写习惯。要避免不良的读写习惯，应做到不在走路、吃饭、卧床、晃动的车厢内、光线暗弱或阳光直射的情况下看书写字、使用电子产品。

④ 保证充足的睡眠和合理的营养。充足的睡眠和合理的营养是保证视力健康的基础。儿童青少年应听从家长和老师的作息安排。小学生每天睡眠时间要达到10个小时，初中生9个小时，高中生8个小时。平时应做到营养均衡，不挑食、不偏食、少吃糖，多吃新鲜蔬菜水果。

⑤ 控制使用电子产品的时间。长时间近距离持续盯着手机、电脑和电视等电子产品会给眼睛带来伤害。使用电子产品时，应使眼睛与屏幕保持一定距离，屏幕亮度适中。课余时间使用电子产品学习30～40分钟后，应休息远眺放松10分钟。非学习目的尽可能少使用电子产品，每天累计不宜超过半小时。

⑥ 看不清黑板上的文字或远处的物体时，可能是发生了近视，应及时告诉老师和家长，并尽快到医院进行视力检测，做到早发现、早诊断、早矫正，防止近视进一步加重。需要注意的是，即使能看清远处的物体，也存在发生单眼近视的可能性。平时可交替闭上一只眼睛进行自测，以便发现单眼近视，及时矫正，避免双眼视力差对眼睛造成更大的伤害。

⑦ 一旦确诊为近视，应尽早在医生指导下配戴眼镜，并定期复查。配戴眼镜是当前矫正视力的常用方法。但具体采用哪种眼镜，应听从医生的指导，通过配戴眼镜对视力进行矫正后，应坚持戴镜，并且应保持良好的用眼习惯，每半年到医院复查一次。

孩子究竟能长多高？
内分泌专家告诉你答案

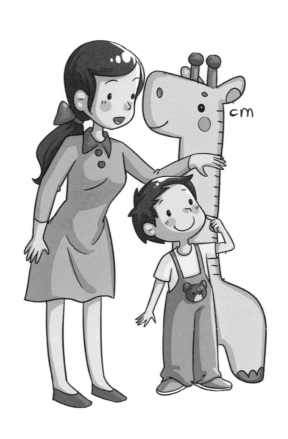

▷ 第一讲　关于长高，爸妈需要知道这些

 孩子的身高和什么有关？

孩子的身高是由很多因素来决定的。

（1）遗传因素

父母的身高决定了孩子 60% ~ 70% 的成年身高，通常会有一个简单的公式来计算孩子的遗传身高。

遗传身高计算公式：

男孩 =（父亲身高 + 母亲身高 +13）/2（±5cm）

女孩 =（父亲身高 + 母亲身高 −13）/2（±5cm）

比如，父亲身高 170cm，母亲身高 160cm，那么男孩的身高范围大概在 166.5 ~ 176.5cm，女孩的身高范围大概在 158.5 ~ 163.5cm。

（2）疾病因素

如果孩子有慢性疾病，特别是反复呼吸道感染，长期厌食、腹泻，先天性心脏病，肾病综合征、肝病等，都可能影响孩子的生长发育。还有一些和内分泌相关的因素，比如生长激素不够、甲状腺功能低下、性早熟、皮质醇增多、糖尿病等，也都会影响孩子的终身高。

（3）运动因素

对于孩子来讲，除了遗传身高以外，最需要关注的就是帮助孩子增加运动量，延长运动时间。

对于年龄比较小的孩子，1 ~ 3 岁的婴幼儿，主要是提高运动协调能力，可以做一些有趣的游戏，比较简单的运动，比如爬行，简单的跑、跳都可以帮助宝宝长个子。对于学龄前的孩子，比如 3 ~ 7 岁的学龄前儿童，要增加一些户外活动，可以做一些简单的体操，跑步、打球、摸高。7 ~ 12 岁儿童，还可以做单双杠悬垂、仰卧起坐、跳跃等运动。

（4）睡眠因素

睡眠因素对于身高有很大的影响。生长激素是人体内最重要的促进生长的激素，是脑垂体前叶所分泌的，由191个氨基酸组成的蛋白质激素。生长激素的分泌是呈脉冲式的，在晚上和凌晨会出现高峰，如果孩子睡眠不好，就会影响到长个。

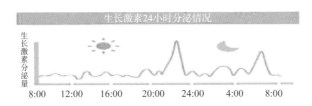

各年龄段适宜的睡眠时间

新生儿	14～20小时
2～3月龄	14～18小时
5～9月龄	13～16小时
1～3岁	12～14小时
4～6岁	11～12小时
7～10岁	10小时
10～14岁	9小时
青春发育期	9～10小时

（5）心理因素

现在的孩子承受了过大的学习压力和激烈竞争的心理压力，如果还有其他不利因素，比如不和谐的家庭环境，缺乏父母的关心爱护，或精神上受到压抑，都可能导致体内激素分泌障碍、睡眠障碍、不爱运动等，从而引起生长发育障碍，导致矮小。

（6）营养因素

七大营养素（碳水化合物、蛋白质、脂肪、维生素、水、矿物质、膳食纤维）是少年儿童进行正常生理活动和促进长高的物质基础。有些孩子只吃肉，不吃蔬菜和水果，矿物质、膳食纤维都补充得不够，那么就不能提供生长发育所需要的物质基础，最终也会导致身高不理想。

孩子身高增长有哪些高峰期?

通常来说，对于足月的宝宝，也就是我们所说的孕 37 周以后所生的宝宝，身长平均在 50 厘米左右。经过 12 个月的生长发育，到 1 周岁的时候身高基本上达到 75 厘米，也就是在第一个生长高峰里，身高要长 25 厘米。在出生后第一年里，营养决定孩子的身高状态。

到了出生后第二年，大部分孩子的身高可以达到 85 厘米，这一年的平均生长 10 厘米左右，男孩女孩都是一样的。到了 3 岁以后，每年长 5 ～ 7 厘米。青春期生长突增，突增发生的年龄、幅度及侧重部位上都有明显的性别和个体差异。一般来说，女孩的突增年龄早于男孩，突增幅度低于男孩。在突增期，基本上每年会长 8 ～ 10 厘米，甚至有的孩子可以长到 15 厘米。

0 ～ 2 岁：身高增长的第一个高峰期

出生 50厘米
1岁 75～76厘米 } 生长35～36厘米
2岁 85～86厘米

青春期：身高增长的第二个高峰期

男孩每年增高 7 ～ 9cm
女孩每年增高 5 ～ 7cm } 大约持续 3 年

开始标志：女孩乳房发育（10 ～ 12 岁）；男孩睾丸增大（12 ～ 14 岁），1 ～ 2 年后达到身高增长高峰。

 如何判断孩子长得慢?

父母应对孩子的身高进行标注，学会看身高曲线图，如果孩子到了青春期以后，每年的身高增长都在 7 厘米以下，那么孩子可能长得太慢了。最简单的观察方法就是孩子的一条裤子可以穿几年，如果一条裤子可以穿两三年，爸妈就需要带孩子去相关的科室进行评估检查。

▶ 第二讲 掌握这些要素，长高指日可待

 长身高的最佳时期是什么时期？

人有两个生长的黄金时期。第一个生长高峰就是婴儿期（0—3岁），这个阶段的生长应该是最快的。在生后的头3个月里，平均每个月可以增长3～3.5厘米；3～6个月平均可以增长2厘米；6～12个月，平均每个月可以增长1～1.5厘米。这是第一个生长的黄金期。

第二个生长的黄金期是青春期。女孩通常是10～12岁，男孩通常是12～14岁。在整个青春期，男孩平均可以长28厘米左右，女孩平均可以长25厘米左右。

所以抓住这两个黄金期，对于孩子的身高有重大的影响。

 一年中是否有长高黄金期？

俗话说："一年之计在于春"。确实如此，如果按一年来看，春季也是孩子的生长加速期。在这个时期，生长速度可以是秋冬季的2～2.5倍。特别是5月份，有的孩子可以长到7.3毫米，所以人们也把5月称为"神奇的五月"。因此，爸妈一定要掌握3～5月的长高黄金期，促进孩子长到最理想的身高。

 长得慢怎么办？

当爸妈发现孩子生长明显减慢了，首先要看一看孩子是否有吃得不好、睡眠不足，或者长期缺乏户外运动等问题，近期有没有严重的感染，比如腹泻呕吐、支气管肺炎、反复的化脓性扁桃体炎、腺样体肥大等。如果有这些营养、疾病、睡眠等方面的不利因素存在，那么就需要及时加以纠正。如果除去这些因素，孩子还是长得很慢，就应该带孩子到医院的内分泌科进行相关的检查，看是否有其他的病理因素导致孩子生长发育缓慢。

促进长高的饮食搭配原则是什么?

　　一日三餐需要父母帮孩子做好粗细搭配,应提供谷薯类、新鲜蔬菜水果、鱼禽肉蛋类、奶类及大豆类等四类食物中的三类及以上,既有动物蛋白,也有植物蛋白。在这里,动物蛋白是指瘦猪肉、牛肉、羊肉、鸡肉、鱼肉等优质蛋白。植物蛋白指的是豆类和谷类蛋白质。畜禽瘦肉不仅是提供优质蛋白质,而且还是提供铁、锌、维生素等营养的食物。鱼类除提供优质蛋白质,还提供不饱和脂肪酸。

　　需要注意的是,由于孩子的生理状况不同,对于营养的需求不同,对食物的质量要求也不一样,应根据年龄来调整饮食。比如,在6个月之前,作为人体必需的蛋白质主要通过母乳获得;6个月以后可以添加辅食,应逐步增加辅食添加的频次、种类,确保孩子良好生长发育。制作辅食的食物包括谷薯类、豆类和坚果类、动物性食物(肉类及内脏)、蛋、含维生素A丰富的蔬果、其他蔬果、奶类及奶制品等7类。而随着年龄增长,特别是到了青春期,钙和蛋白质的需求量会增多,平均每人应摄入200～300g(一袋/盒)牛奶或相当量的奶制品,加大大豆或各种大豆制品的摄入。此外,平时要注意多进食富含锌、碘、钙、铁、锰、硒的食物,以满足青春期生长发育的需求。

 促进长高的最佳运动方式是什么?

　　促进长高的运动方式有很多种,比较理想的是跳绳。在跳绳过程中,可以促进骨塑形、生长板增生及骨密度增长。跳绳对于不同年龄段的孩子都有健身的功效,特别是对于青少年。有研究表明,如果每天或者是每周跳绳4次,每次10～15分钟,那么相较于对照组的同龄孩子会长得更高。

　　但是跳绳也不是人人都适合。对于有基础疾病的,比如心脏疾病、骨科疾病,不推荐跳绳。如果没有这些基础疾病,在有条件的情况下可以让孩子多跳跳绳,选择在下午3～6点这个时段最好。

　　此外,还可以让孩子进行游泳、摸高、纵向跳跃等运动。可以根据孩子的喜好进行选择。

▶ 第三讲　关于长高的那些误区

 误区一：进入青春期之后就不会再长高了

一般情况下，一旦进入了青春期，无论男孩还是女孩，身体都会以更快地生长。在这个阶段，男孩身高平均每年增长 7～9 厘米，女孩 5～7 厘米；身高突增高峰年龄时，男孩身高每年可增长 10～12 厘米，女孩可增长 9～10 厘米。但是这个阶段一般持续两年，甚至不到两年，生长会重新放慢。对于女孩来说，如果已经来了月经，通常情况下，生长会放慢。大部分统计显示，女孩来了月经以后，还有平均每年 3～8 厘米的身高增长。所以即使来了月经，爸妈仍然要加紧督促孩子的锻炼，促进孩子再长高。

 误区二："二十三还会窜一窜"

在很多人传统观念里，孩子"迟早都要长，只是早长迟长"，认为男孩 23 岁还能窜一窜，女孩能长到 20 岁。实际上这些观点都是不科学的。判断还能不能长，还能长多少，要以孩子的骨龄为准。一旦骨骺闭合了，则孩子永远停止长高，任何治疗都无效。而骨骺闭合与年龄没有直接的关系，它和生长状态、性发育状态、生长速度等关系密切。因此，如果发现孩子生长发育出现异常，或者是生长明显放慢了，越早干预，效果越好，千万不要等孩子的骨骺闭合才想到治疗。

 误区三：孩子长得不高可以打生长激素

这个问题要从三方面来看。首先，看孩子是否真的矮小。评价孩子矮小的标准是根据孩子的身高与同年龄、同性别、同种族的平均身高相比较。如果低于标准平均身高的两个标准差以上，或者第 3 百分位以上，则可以考虑为矮小症。

第二，孩子的矮小有没有一些潜在的疾病因素。这就需要进行其他的检查，包括营养状态、肝肾功能、甲状腺功能、肾上腺功能、染色体检查，垂体核磁检查等，以便找到孩子矮小背后的真正原因。

第三，如果确实在诊疗过程中发现孩子有病理性的矮小，同时也具有应用生长激素的适应证，比如生长激素缺乏，或者是染色体畸变的一些疾病，如特纳综合征，可以采用生长激素进行治疗。

对于经过检查没有发现特殊异常的孩子，通常是不采用生长激素治疗的。内分泌科医生在诊疗过程中会通过一些内分泌的评估来评价孩子的身高最后能长多少。比如最常用的是测孩子左手骨龄的方式。因为人体手腕骨的发生、成长及融合的过程，都与人体的生长息息相关，与人的身高有密切的关联。通过腕骨骨龄的判定，可以知道孩子目前的生长是提前还是落后，也可以初步判断一下孩子的终身高大概是多少。因此，长得不高能不能打生长激素，首先应做的事情是进行初步的系统检查，确定孩子长得不高的原因。

 误区四：生长激素有副作用，不能使用

生长激素是大脑下丘脑垂体前叶分泌的，能够促进身体生长发育的一种激素。它作用于肝脏和其他组织，合成胰岛素生长因子，并且发挥生理作用，促进骨骼生长和蛋白质合成。生长激素与人们常说的"激素"，也就是糖皮质激素，是不同的。糖皮质激素长期使用会使人体体重增加，骨密度降低。但是生长激素无论在生理作用方面，还是在内分泌调控方面，和糖皮质激素都是有区别的，不会让患者出现肥胖等不良反应。

但是任何药物都有两面性，生长激素也有自身的副作用。孩子应用生长激素之前，通常医生会和爸妈进行详细的谈话，说明可能出现的副作用，比如注射部位可能会出现一些一过性的反应、皮肤发红等；有一些孩子注射生长激素后可能会出现水钠潴留，如手足、眼睑部位的水肿；也有一些孩子可能在使用了生长激素以后，生长速度很快，出现了类似甲状腺功能减退一样的表现，或者出现糖代谢的问题等。

说了以上这么多的问题，生长激素是不是太可怕了？其实只要把握住使用生长激素的原则就好。对于需要应用生长激素的孩子，要遵医嘱定期复诊，定期随访，把各种风险降到最低。对于不需要应用生长激素的孩子，如果仅是爸妈想让孩子长大高个，使用生长激素是没有必要的，因为任何治疗都有严格的适应证，只有符合适应证才能进行治疗。

孩子总是摩擦腿，是怎么了？

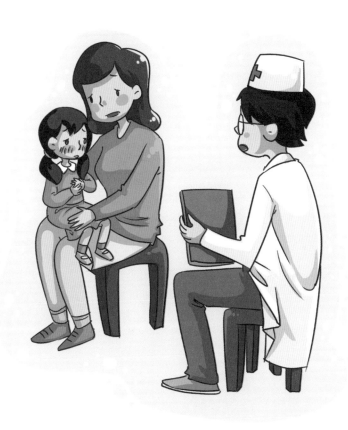

宝宝总是夹腿，是得病了吗？

有一些女宝宝或极少数的男宝宝，会在出现外阴瘙痒的时候，伴有全身使劲、满脸通红，甚至出大汗等表现，而且常常是宝宝趴在床上或者坐在爸妈的腿上会出现这样的情况。这种情况称之为"情感交叉综合征"，有时候也叫"夹腿综合征"。

 宝宝总是摩擦腿，到医院该去哪个科室？

遇到这种情况，爸妈会很茫然，应该去哪个科室看病呢？经常看到爸妈在神经内科、内分泌科、保健科、皮肤科之间来回就诊，其实这种情况确实需要协作治疗。其病因目前还不是特别明确，通过临床发现，发病的原因与外阴的炎症比较密切。比如外阴炎症引起瘙痒，宝宝夹腿摩擦着觉得很舒服，就会重复这个动作，形成条件反射，之后甚至会故意制造这种反射。

 宝宝为什么会出现这种情况？

宝宝的这种行为在爸妈看来就会担心这是不是性冲动，或者其他问题。其实这种情况下，爸妈别太过于担心，情况不太严重的时候，可以多注意帮助爸妈做一点外阴的护理。例如在医生的指导下用一些药物减轻局部炎症，可以帮助宝宝缓解不舒适感。但是如果爸妈特别严肃地去教育宝宝或者吓唬宝宝，甚至打骂，反而会加重宝宝的这种反射的感觉。比如宝宝会躲在床角，或者在幼儿园午睡的时候在床上做这个动作，如果有老师或者其他小朋友不理解，反而会让宝宝形成一个恶性循环，加重这种情感交叉。如果症状很严重了，已经影响到宝宝的注意力、学习能力，那么爸妈一定要带宝宝去医院就诊。

 该怎么对宝宝进行健康教育？

对于宝宝的这种不良习惯，主要是诱导，分散其注意力使之缓解。有些宝宝是由于局部刺激瘙痒引发的，必须给以积极治疗，才能纠正这种不良习惯。每晚睡前清洗外阴部，做好个人卫生，给宝宝以心理上的安慰，使其愉快入睡。给宝宝穿的衣裤要宽松。有些爸妈喜欢给宝宝穿与宝宝实际年龄不相符的衣服，比如特别紧的牛仔裤，这对宝宝还没有成熟的生理结构来说是不合适的，特别紧的裤子可能会造成宝宝外阴不适。

疾病篇

春季高发的呼吸道过敏疾病，该怎么防？

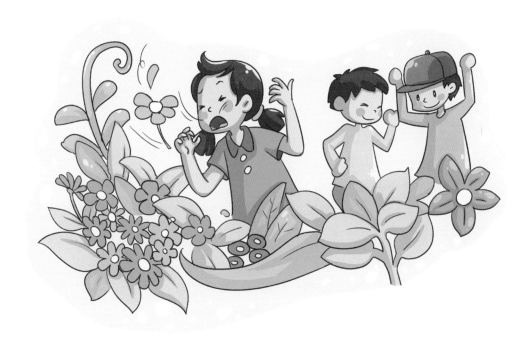

许多爸妈都会趁着春光明媚，带着孩子外出散步、郊游，或者享受一场日光浴，呼吸一下新鲜空气。

但是，春季也是过敏性疾病的高发季节，对于过敏体质的孩子来说，更容易出现各种问题。

比如，爸妈会发现，孩子又开始没完没了地流鼻涕、打喷嚏，甚至咳个没完，吃药也没有用。患哮喘的孩子更是被空气中的花粉、杨絮折腾得喘不上气。

那么，在春季到来之际，爸妈应该了解哪些知识，才能帮孩子更好地防控这些过敏性疾病的发作呢？

▶ 第一讲　孩子有过敏性鼻炎，就容易得哮喘？

 感冒还是鼻炎，怎么才能分清楚？

爸妈常常很困惑：我家孩子打喷嚏、流鼻涕，怎么才能知道孩子到底是感冒，还是过敏性鼻炎呢？

鼻炎最常见的症状有鼻塞、打喷嚏、流清水样鼻涕，而且还常常会伴有鼻子痒、嗓子痒、眼睛痒等症状。

而感冒和鼻炎的症状非常类似，但感冒还可能伴有发热、头疼等全身症状。

通常感冒的症状只持续 3 ～ 5 天，如果症状超过 1 周还没有缓解，就要带孩子就诊，看看是不是过敏性鼻炎。

引发过敏性鼻炎的过敏原主要是花粉、尘螨、霉菌，还有家里的宠物，比如猫、狗，以及食物，比如鱼、虾、蛋、奶等。

 孩子得了过敏性鼻炎，都会得哮喘吗？

很多爸妈会担心，听说过敏性鼻炎和哮喘是"同一气道，同一疾病"，那么孩子得了过敏性鼻炎，以后会不会变成哮喘？

的确，尽管过敏性鼻炎和哮喘表现的病变部位不同，过敏性鼻炎的病变部位主要在鼻子，哮喘病变的部位主要在小的气道里，但是这两种疾病的本质是一样的。

它们都属于非感染性慢性变态反应性疾病，都是需要长期治疗的，而且这两种疾病的确会相互影响。

哮喘患儿在过敏性鼻炎治疗得不好的时候，会影响哮喘的控制。反复的鼻炎发作，或者鼻部症状一直持续，可能诱发哮喘的发作。反之，过敏性鼻炎如果控制得好，对于哮喘的控制也是会非常有帮助的。

但是，并不是说得了过敏性鼻炎就一定会得哮喘，或者说得了哮喘，就一定会得过敏性鼻炎，爸妈也不必过于担心。

 感冒也和鼻炎、哮喘发作有关系吗？

有爸妈问："我家孩子感冒的时候，鼻炎和哮喘就特别容易发作，这是感冒引起的吗？"

感冒是一种由于呼吸道病毒感染引起的急性疾病，短时间内就可以好转，虽然看起来症状和鼻炎差不多，但其实它和鼻炎、哮喘基本不相关。

但是感冒可以诱发过敏性鼻炎或者哮喘，因此，在春季帮助孩子防控鼻炎和哮喘发作时，预防感冒也是非常重要的。

▶ **第二讲　孩子有过敏性鼻炎，该怎么治？**

 过敏性鼻炎该怎么治疗？

过敏性鼻炎属于一种和基因相关的变态反应性疾病，目前这种疾病主要是临床控制症状。在控制症状以后，让孩子得到更好的生活质量，不影响孩子的生活。

目前针对过敏性鼻炎的病因，有一个比较有效的治疗办法——脱敏治疗。

什么是脱敏治疗?

脱敏治疗就是让患儿从低剂量开始接触特异性的过敏原,然后逐渐增加剂量,以刺激机体的免疫系统产生对这种过敏原的耐受能力。这样患儿再次接触到过敏原的时候,过敏症状就会明显减轻,甚至不再出现过敏的症状。

但是脱敏治疗并不是所有的孩子都能适用。

 ## 哪些孩子能尝试使用脱敏治疗呢?

(1)吸入性过敏原筛查阳性的患儿

在首都儿科研究所,我们进行的脱敏治疗主要针对的是尘螨过敏的孩子,可以选择采用注射或者口服的方式进行脱敏治疗。

但对于食物或者药物过敏的孩子来说,一般不采用脱敏治疗。

(2)4岁以上的孩子

一般选择脱敏治疗的孩子都是4岁以上的,因为年龄太小的孩子进行脱敏治疗,效果可能会不太好。

(3)孩子要有明确的过敏原且无法彻底避免

比如刚刚提到的螨虫,由于这一类过敏原到处都可能有,没有办法彻底避免,所以可以选择进行针对螨虫的特异性脱敏治疗。

(4)孩子的症状用药物控制得不好

比如我们现在常用的抗组胺药、喷鼻激素等都不太能够控制好孩子的症状,或者说,有的爸妈可能不愿意孩子接受长期的药物治疗,也可以选择脱敏治疗。

 ## 选择脱敏治疗,是不是就可以不吃药?

实际上,根据孩子哮喘和过敏性鼻炎的病情严重程度,以及脱敏治疗的进程,医生会酌情调整孩子哮喘和过敏性鼻炎的治疗药物。随着脱敏治疗疗效的显现，其他相关的治疗药物剂量也会逐渐减少。

但这并不是说，从脱敏治疗一开始，就把所有其他的治疗药物都停掉，那样做是不合适的，有可能导致孩子的症状进一步加重。

所以，爸妈一定要遵照医生的医嘱，逐渐地调整其他的治疗药物，不要马上停药。

 预防过敏性鼻炎、哮喘发作，要做些啥？

预防过敏，首先要查一下过敏原。在明确过敏原之后，要尽可能远离这些过敏原。

比如孩子对螨虫过敏，螨虫主要是在常与人体皮肤接触的床单、沙发、靠垫、毛绒玩具这类地方较多，那么爸妈就要把这些布艺物品用70℃以上的水烫洗或者放在阳光下暴晒，以除掉螨虫。而家里也尽可能选择木质或者皮质的沙发，减少螨虫的孳生。

如果孩子对霉菌过敏，那么爸妈就要注意房间的清洁打扫，尤其要注意水池边、浴室边那些温暖潮湿，霉菌易于孳生的地方。

如果孩子对宠物的毛或者分泌物过敏，那么就要尽量避免养宠物，或者注意宠物的清洁，减少孩子和宠物的接触。

而对花粉过敏的孩子，在春秋季节花粉比较多的时候，要注意避免去花多、草多的地方，这样可以有效地减少与过敏原的接触。

▷ **第三讲　春季孩子咳嗽老不好，当心是哮喘！**

 孩子只是咳嗽，为啥医生说是哮喘？

有一些孩子会出现持续时间很长的咳嗽，比如持续十几天甚至更长。这种情况，很有可能是儿童呼吸道最常见的一个情况——咳嗽变异性哮喘。

　　这个词可能很多爸妈没有听过，其实这就是一种以咳嗽作为唯一症状或者主要症状的特殊类型的哮喘。

　　患这个类型哮喘的孩子没有喘息、气促或胸闷的表现，唯一表现就是不停地咳嗽。但这种咳嗽并不是因为感染造成的，所以用常规的抗生素或者止咳化痰药治疗，是不会有明显好转的。

　　这种咳嗽有什么特点呢？这种咳嗽通常在夜间比较明显，会影响孩子的睡眠。此外，在运动后或情绪激动时，咳嗽就会加重；遇到冷空气或者刺激性气味之后，也会出现咳嗽加重的情况。

　　患这种类型哮喘的孩子一旦出现咳嗽，通常会持续很长时间，一般持续时间都会大于 1 个月，而且很容易反反复复，好了一两天，又开始咳嗽。

 ## 什么样的孩子容易得哮喘？

　　小儿哮喘的原因比较复杂，现在认为是内因和外因共同作用的结果。

　　哮喘的发生和遗传有密切的关系。家里有患哮喘的爸妈，或者有患过敏性疾病的爷爷奶奶、姥姥姥爷，那么孩子患哮喘的概率都会增加。

　　有些时候，家里没有人患哮喘，但是孩子得了哮喘，可能的原因有以下几种情况。

　　孩子是过敏体质，比如患有湿疹、过敏性鼻炎，曾经患过过敏性疾病，或者对药物、食物过敏等，这些孩子患哮喘的概率较高。

　　如果孩子感染了一些病毒或者支原体，也可能诱发哮喘。而一些有毒气体的吸入等，都可能诱发哮喘。另外，现在认为出生后第一年如果频繁使用抗生素可能也与哮喘的发生有关。

 ## 孩子会不会长大了还一直哮喘？

　　儿童哮喘持续到成人的比例不高，大约 80% 的哮喘患儿到成年后都能痊愈。所以爸妈不必过于担心孩子小时候有哮喘，长大了还会有。

　　关键是，一定要坚持规范的、长期的治疗，儿童时期哮喘控制的状况与成年后哮喘好转的情况密切相关，儿童期哮喘控制不佳会增加成人期仍患哮喘的概率。

孩子吃这么长时间的哮喘治疗药，还要坚持用药吗？

想要让孩子真正摆脱哮喘，达到爸妈所说的"治愈"的目的，关键是要坚持长期的治疗。

只有真正降低了气道的高反应性，也就是说用药之后，让孩子气道的敏感性降低，才会在受到一些刺激的时候，不再产生咳嗽和喘息的症状。因此，哮喘患儿应坚持长期、规范用药。

治疗哮喘有哪些常用的药物？

一般来说，哮喘的治疗药物分为两大类。

一类是需要长期使用的药物，叫作控制药物或预防药物。还有一类是哮喘急性发作时使用的药物，叫作哮喘营救药物。

控制药物主要有白三烯受体拮抗剂及吸入性糖皮质激素，是哮喘治疗最主要的药物。

很多爸妈一听到吸入激素，就非常担心，问：这么小的孩子，长期吸入激素，会不会有很大的副作用？会不会影响到孩子的生长发育？

其实，从目前的研究来看，爸妈只要严格按照医生的要求，长期吸入激素没有太明显的副作用，不会影响孩子的生长。

反而是一些没有坚持治疗的孩子，因为哮喘反复发作，降低了生活质量，影响了孩子的睡眠和身体锻炼，导致孩子的生长发育受到了影响。

常用的营救药物包括沙丁胺醇、丙卡特罗、妥洛特罗等，它们的特点是能够快速缓解哮喘症状，但是不宜长期使用。

孩子患有哮喘，还能运动锻炼吗？

我们建议患有哮喘的孩子也要坚持体育锻炼，不要因为患有哮喘就不上体育课。因为体育锻炼对于孩子的生长发育来说是非常重要的。

如果孩子一参加运动就出现咳嗽、喘息的症状，那就要向医生描述这些症状，然后调整哮喘的长期治疗方案，让孩子能正常地参加体育课。

要知道，因为患有哮喘就尽量不动，这种观念是非常错误的。

孩子得了肺炎，
爸妈该怎么办？

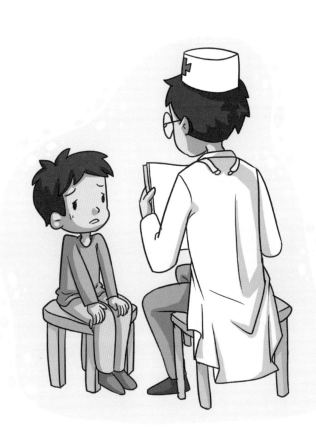

▶ 第一讲　肺炎是什么?

 什么是肺炎?

肺炎是小儿最常见的疾病之一，它是各种原因引起的肺部的炎症性的病变。常见的临床表现有发烧、咳嗽、气促和呼吸困难。

根据不同的分类标准，肺炎可以分为不同的类型。

① 根据严重程度的不同，分为轻度肺炎和重症肺炎。

② 根据病变累及部位的不同，分为支气管肺炎和大叶性肺炎等。

③ 根据病因的不同，分为感染性肺炎和非感染性肺炎。

在临床中是根据病因来进行分类的，所以接下来所讨论的情况也都是按病因分类的情况。

 哪些原因会导致孩子患肺炎?

在儿童中，感染性肺炎是常见的疾病，常见的病原体包括细菌、病毒、肺炎支原体和肺炎衣原体等。不管是哪种病原体引起的肺炎，孩子大多会表现出发热、咳嗽的症状。不同的病原体感染引起的肺炎，治疗方法是不一样的。所以要明确引起肺炎的病原体，针对病原体进行治疗。

还有一种是非感染性肺炎。引发非感染性肺炎的常见原因有奶汁的呛入、过敏和全身性疾病对肺部的影响。对于小于 3 个月的宝宝，特别是新生儿，爸妈一定要注意预防奶汁呛入引起的吸入性肺炎。为了预防呛奶引起的吸入性肺炎，爸妈在给宝宝喂奶时要注意控制奶的流量。比如，针对人工喂养的宝宝，要选择奶孔比较小的奶嘴；而对于母乳喂养的宝宝，在喂奶的时候，妈妈要适当地按压奶头，避免奶汁出来得过快、过多。爸妈在给宝宝喂奶的过程中，也要注意给予宝宝适当的间歇时间，给宝宝充足的时间进行吞咽，在每次喂奶之后都要给宝宝进行拍嗝，以防止吐奶，把奶呛入气道，而引起吸入性肺炎。

支气管炎是肺炎吗？

支气管炎和肺炎是两种疾病，但是两者有一定的相似性和相关性。它们都是呼吸系统常见的疾病，并且二者常见的病因均为感染，都可以通过飞沫传播。两者临床症状也较为相似，都表现为咳嗽、喘息、发热和气促等。当然，两者也有不同之处。首先，两个疾病感染的部位不一样，支气管炎是支气管黏膜的感染，它常发生在上呼吸道感染之后；而肺炎是肺部的感染，位置相对于支气管炎来说要更深、更靠下一些。其次，两者病情的严重程度也不一样。相对于支气管炎而言，患肺炎时，孩子发热、咳嗽这些症状可能会更严重一些，而肺炎常常是支气管炎病情进一步发展的结果。

 肺炎支原体肺炎是什么？

这种疾病是由肺炎支原体感染引起的肺炎。肺炎支原体是一种病原微生物，它不同于细菌和病毒，大小介于细菌和病毒之间。肺炎支原体肺炎高发在冬季，年龄大一些的孩子比较容易受到感染，并且很容易形成流行。

儿童感染肺炎支原体肺炎后常表现出发热，体温在39℃左右，并伴有咳嗽。在初期常表现为干咳，有的孩子还会出现胸痛，但是医生听诊肺部常常是没有什么问题的，有的时候可能表现为一侧呼吸音的减低，但胸片会出现斑片状的实变影，或者出现单侧大片的实变影或肺不张的表现。这种医生听诊肺部没有问题，但是胸片却会出现肺炎表现的情况，是肺炎支原体肺炎一个突出的特征。

肺炎支原体肺炎的治疗不同于一般的细菌感染肺炎，常选用大环内酯类的抗生素，也就是常见的阿奇霉素、红霉素等，进行治疗。头孢类抗生素对肺炎支原体肺炎是没有效果的。

 哪些孩子容易患上支气管炎、肺炎？

由于儿童自身的呼吸系统的特点，以及免疫因素等原因，儿童是支气管炎、肺炎的易感人群，特别是3岁以下的孩子，更容易发生这些呼吸道的感染。

除了年龄因素，孩子如果存在一些基础的健康问题，更容易患支气管炎和肺炎。比如，有营养障碍性疾病，营养不良，维生素缺乏，佝偻病，缺铁，缺锌等；患有免疫缺陷病、先天性心脏病；低体重儿；居住环境比较差、环境拥挤，并且过集体生活的孩子，这些孩子特别容易患呼吸道的感染，更易患支气管炎和肺炎。

▶ 第二讲 爸妈怎么知道，孩子得了肺炎？

 爸妈怎么判断孩子是不是得了肺炎？

如果孩子出现咳嗽，咳嗽的次数并不多，咳嗽的位置较浅，天数较短，而且没有出现发烧，那么可以在家先给孩子口服一些止咳化痰的药物再进行观察。如果孩子咳嗽的频率越来越高，咳嗽时间超过 3 天，并出现喘息（所谓喘息，就是在孩子呼吸的时候听到像哨笛一样的声音）；还有一种情况是孩子出现发热，体温超过 38.5℃，孩子呼吸较快，或者是有呼吸困难的情况，这些时候爸妈就要警惕孩子可能得了肺炎，一定要尽快地带孩子到医院就诊。如果孩子咳嗽和发热同时出现，并且咳嗽频繁，持续高热，精神状态也不是特别好，发热的时间超过了 3 天，这个时候爸妈也要高度警惕孩子可能得了支气管肺炎，也应立即到医院就诊。

 孩子出现发烧、咳嗽、喘息，就是肺炎吗？

孩子出现发热、咳嗽、喘息就一定是得肺炎了？或者说孩子得了肺炎就一定会出现这些症状吗？其实不是这样的。肺炎的诊断，主要是根据孩子表现出来的一些症状，比如发热、咳嗽，同时还要依靠医生的听诊和一些相关的辅助检查。但发烧、咳嗽、喘息这些症状并不是肺炎的特异性表现，其他的一些呼吸道疾病，如患上呼吸道感染、急性支气管炎，喘息性支气管炎或者支气管哮喘合并呼吸道感染，孩子也一样会出现这些症状。另外，即使孩子得了肺炎，这些症状也不是都会表现出来的。有的孩子可能只表现为咳嗽，咳嗽的次数相对频繁一些。个别的孩子可能只表现出发热，而没有咳嗽。如果孩子咳嗽时间大于 1 周，有痰，即使没有发烧，也要警惕患肺炎的可能，应该带孩子到儿童专科医院呼吸内科看一下，如果需要的话，应给孩子照个胸片，明确孩子是不是得了肺炎。

另外有的爸妈还会问，孩子总是反复出现咳嗽、喘息，这是肺炎吗？如果孩子总是反反复复出现这样的症状，有的时候发烧，有的时候则没有，这种情况不能单纯地把它诊断为肺炎。爸妈要注意观察孩子每次咳嗽或者是出现喘息都有什么样的特点，观察孩子的咳嗽、喘息是在什么情况下出现的。比如说是在早晨，还是晚上睡觉的时候，或是在运动之后，同时要观察孩子对每次治疗的药物的反应情况，观察孩子用哪种药效果会更好一些。爸妈还需注意孩子是否有湿疹，家里的其他成员是否有哮喘、过敏性鼻炎等情况，排除其他可能引起孩子反复出现咳嗽喘息的因素。

▶ 第三讲　确诊肺炎，要做什么检查？

 确诊肺炎，要做什么检查？

如果孩子出现了咳嗽频繁，伴有喘息，也就是能够听到哨笛声，并出现持续的发热，呼吸增快或者呼吸困难这些情况，有可能是患支气管肺炎，除了要让医生听一下孩子的肺部，看是否能够听到固定的湿啰音，还要给孩子做胸片的检查，必要时还要做 CT 检查帮助判定孩子是不是患支气管肺炎。除了胸片，还需要给孩子查一下指血的血常规和 C 反应蛋白，目的主要是帮助初步判断孩子呼吸道感染的病原体是病毒，还是细菌，或者是否可能是肺炎支原体。另外，还可以给孩子做鼻咽拭子或者痰液的相关病原学的检查，帮助明确呼吸道感染的病原体，以指导下一步的诊治。

 怀疑孩子得了肺炎，一定要检查血常规和胸片吗？

血常规和胸片是儿科最常见的化验检查项目。但是，什么时候需要给孩子做这两个检查，是要由医生根据孩子的病情来确定的。通过血常规结果中的白细胞总数、白细胞分类的情况，可以初步判定孩子目前是病毒感染还是细菌感染。特别是对于病毒性感冒，血常规检查能够了解孩子的病因，避免不合理地使用抗生素。胸片检查则是帮助判断孩子是不是得了支气管肺炎的主要检查手段。如果孩子有持续的发烧，咳嗽频繁，怀疑是患支气管肺炎，而医生听诊又听不到什么异常时，就要给孩子照个胸片，帮助判断孩子是不是患了肺炎，同时也有助于了解孩子病情的严重程度，对下一步的诊治是非常有帮助的。

爸妈可能会问，孩子这么小查胸片，会不会有什么不良的影响？胸片确实是由 X 线穿过胸部，投射到胶片上形成的。众所周知，X 线对身体确实有害，但随着科学技术的发展，拍摄胸片的射线辐射量已经越来越小了。

所以，如果孩子出现疑似肺炎的症状时，医生给孩子进行查体检查之后，根据孩子的情况，如果需要给孩子做胸片检查的话，建议爸妈听从医生的建议，以免延误孩子的病情！

▶ 第四讲　孩子得了肺炎，该怎么治?

 孩子得了肺炎，一定要输液吗?

对于轻症的肺炎，如果孩子发热、咳嗽的症状不是很严重，精神状态也还可以，医生听诊肺部没有听到明确的湿啰音，胸片中显示实变影不是很严重，辅助检查也显示炎性指标不是很高，这种情况下支气管肺炎是可以不输液治疗的，可以给予口服治疗，并进行雾化吸入，对症治疗即可。

 如果要给孩子输液，一定要输抗生素吗? 要输多久?

其实，如何给孩子的支气管肺炎进行针对性的治疗，是根据病原体的不同而有所不同的。有的需要用抗生素，有的则不用，并且不同种类的抗生素疗程不一样。比如普通的细菌感染，治疗的疗程大概是 7 ～ 10 天。而对于比较重症的细菌性肺炎，治疗的疗程可能就要到 14 天甚至更长。对于一些特殊病原菌感染引起的肺炎，比如肺炎支原体肺炎，需要使用大环内酯类的抗生素进行治疗，比如阿奇霉素、红霉素等，其中阿奇霉素的疗程大概是 5 ～ 7 天，红霉素的疗程一般是

10 ～ 14 天。而对于病毒性肺炎，是不需要给予抗生素治疗的。

 毛细支气管炎，也要用抗生素治疗吗？

　　病毒性肺炎中最常见的一种是毛细支气管炎，也称为喘憋型肺炎。这种肺炎多发于两岁以下，特别是 6 个月以下的孩子。秋冬季节，特别是冬季，是其高发期。孩子感染后症状主要表现为咳嗽、喘息、痰多，可能有发热。病情加重会出现呼吸增快、呼吸困难的症状，爸妈会觉得孩子呼吸费劲，嗓子里总是有呼噜呼噜的声音。毛细支气管炎有一定的自限性，一般情况下它的病程是 10 ～ 14 天。引起毛细支气管炎的病原体大多为呼吸道合胞病毒，抗生素对病毒感染是没有作用的。所以，如果孩子得了毛细支气管炎，是不需要给予抗生素的。雾化、拍背和吸痰这些对症治疗，能积极保持孩子呼吸的通畅，是最主要的治疗方法。

孩子反复扁桃体发炎，是免疫力不好吗？

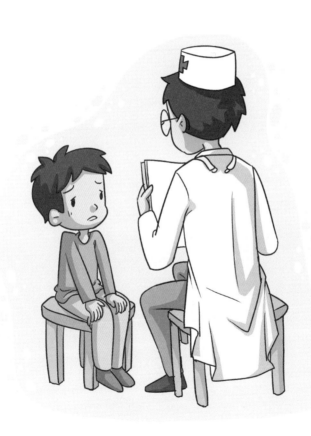

▶ **第一讲　反复扁桃体发炎，怎么回事？**

 扁桃体是什么，有什么作用？

　　扁桃体是一对扁卵圆形的淋巴器官，位于咽部两侧的扁桃体窝内，消化道和呼吸道的交会处。扁桃体是人体的重要免疫器官，可产生淋巴细胞和抗体，具有抗细菌、抗病毒的防御功能。当孩子感冒时，扁桃体是咽部的一道保护屏障。

 为什么扁桃体会反复发炎？

　　咽部是饮食和呼吸的必经之路，经常接触细菌和病毒等病原体。咽部丰富的淋巴组织和扁桃体执行着机体这一特殊区域的防御保护任务。不过，此处也容易遭受许多病原体的侵袭而发炎。这些病原体通常就存在于人的咽部和扁桃体隐窝内。正常情况下，由于扁桃体表面上皮完整和黏液腺不断分泌，可将病原体随同脱落的上皮细胞从隐窝口排出，因此保持着机体的健康。当孩子因过度疲劳、受凉等原因，免疫力暂时下降，上皮防御机能减弱，腺体分泌机能降低时，扁桃体就会遭受病原体的感染而发炎。

 扁桃体反复发炎，有什么危害？

　　当孩子感冒、发烧的时候，扁桃体经常会发炎，如果发炎次数太多，扁桃体就有可能演变成一个细菌、病毒藏污纳垢的"病灶"。这种"病灶"扁桃体不仅可以引起扁桃体周围脓肿，还可以引起许多全身性疾病，如风湿热、心肌炎、肾炎、银屑病等。所以，如果孩子反复扁桃体发炎，爸妈一定要引起重视。

▶ **第二讲　反复扁桃体发炎，吃什么药？**

 孩子反复扁桃体发炎，吃什么药？

　　扁桃体发炎多数是细菌感染，最好是到医院进行血常规检查。如果白细胞高，那么可能需要使用抗生素。平时要注意多喝水，用淡盐水漱口，要多休息。

 反复地给孩子吃抗生素，会不会影响身体健康？

由于口服抗生素多数是在肠道吸收，肝脏代谢，肾脏排泄，所以反复口服抗生素有可能导致孩子肠道菌群失调、肝脏肾脏损伤等问题。同时，频繁地使用抗生素，会使耐药的细菌逐渐增多，还有可能造成多重耐药菌的出现，导致感染很难控制。所以不建议爸妈未经检查，自行给孩子服用抗生素。

 孩子扁桃体发炎，输液是不是更好一些？

目前给孩子使用抗生素，最常选取的给药措施有口服和输液两种。口服给药的优势是服用方便、痛苦较少，是目前最常用的给药方法。但大多数药物需经过胃的排空，进入小肠后才能被慢慢吸收进入血液，随血液循环分布全身，起到治疗的作用。这一过程较慢，不适用于危重的患者，而且部分药物会受食物或胃酸的作用而影响吸收。而输液的药物能直接进入血液循环，吸收迅速，是所有给药方式中最快产生药效的。但长期输液有可能造成静脉炎、肺动脉炎、体内菌群失调等。由此看来，输液和口服各有优缺点，选用哪种给药方法需要医生根据孩子的病情来选择。爸妈不要一味追求起效快，而盲目地要求医生给孩子输液。

 孩子反复扁桃体发炎，只吃药能不能好？

反复发炎后，扁桃体表面接触到的病原体及脱落的上皮细胞不像往常一样从隐窝口排出，而是积攒在隐窝口处，自身变成"病灶"，危害全身。这时，药物的作用已很有限，难以达到完全治愈的目的。

▶ 第三讲 反复扁桃体炎发作的手术治疗

 哪些孩子的扁桃体发炎需要手术治疗？

虽然大多数情况下，孩子的扁桃体发炎只需要吃药就好，但是，对于有以下情况的孩子，医生会建议行扁桃体的切除手术。

- 慢性扁桃体炎反复发作。
- 扁桃体过度肥大，影响呼吸吞咽。
- 病灶性扁桃体炎、诱发风湿性心脏病。
- 肾炎、过敏性紫癜、银屑病、特发性血小板减少性紫癜。
- 扁桃体良恶性肿瘤等。
- 在过去的 1 年里，急性扁桃体炎发作至少 7 次。
- 在过去的 2 年里，每年扁桃体炎发作 5 次。
- 在过去的 3 年里，每年扁桃体炎发作超过 3 次。
- 有明确的链球菌感染的病史。

其中，慢性扁桃体炎反复发作是扁桃体最主要的手术指征。

如果孩子经常犯嗓子疼，病史超过 1 年，那么建议爸妈详细记录孩子的患病情况，确认孩子每次是普通感冒还是扁桃体炎。如果孩子只是反复感冒，不是扁桃体炎，那么是不建议手术的。

 切了扁桃体，会不会导致孩子免疫力下降？

针对这个问题，国内外的很多医生都做了研究。有些研究表明，在手术后 1 个月内，孩子的免疫力有轻度下降，但术后 3 个月复查时就能回到术前的正常水平。有的研究指出，术后某些免疫指标会较术前稍微有点下降，但仍在这个年龄组的正常范围。所以说，儿童时期切除扁桃体，对人体的一般健康状况和整体免疫功能是没有明显的远期影响的。

 切了扁桃体会不会有什么后遗症？

扁桃体切除手术是一项很成熟的手术，也是世界范围内儿童最常进行的手术之一，一般没有严重后遗症。但扁桃体切除后，同样作为淋巴内环的咽后壁淋巴滤泡有可能会代偿性增生，从而导致慢性咽炎，这需要爸妈多留意，多和医生沟通。

扁桃体手术后要注意些什么？

（1）术后 4 ～ 6 小时

在手术后的 4 ～ 6 小时，孩子不能吃东西和喝水。

由于麻醉药的残留反应，一般刚出手术室的孩子并没有完全清醒。年龄小的孩子有可能会比较剧烈地哭闹，爸妈要尽量安抚孩子，避免孩子大声哭闹或用力咳嗽。因为一般咽部的创面是裸露的，而且是不缝针的，剧烈的哭闹可能会牵拉伤口，容易引起术后出血。还要注意孩子有没有频繁的吞咽动作，嘴里如果有分泌物，要轻轻地吐出来，以便观察伤口是否有出血。

（2）手术 6 小时后

手术 6 小时后，孩子可以少量进食和喝水。

手术当天应该吃冷流食，可以是不含果粒、冰碴的纯奶油冰激凌、微凉的牛奶、米汤等，尽量用杯子或勺来喝，不要用吸管，每次不要吃太多，可以多吃几顿。孩子由于伤口疼痛往往拒绝进食，但吃得太少会导致脱水，也可能引起术后发烧。所以爸妈还是需要多鼓励孩子尽量进食。

（3）术后第 1 天

术后第 1 天起，可给予常温的半流食，如稀粥、碎面条、鸡蛋羹等，不要吃烫的及坚硬的食物。饭后可以轻轻漱口，以保持口腔内清洁。但先不要刷牙，以免损伤创面。可鼓励孩子下床轻微活动，以促进肠道蠕动，便于食欲的恢复。

（4）术后第 2 天

术后第 2 天起，孩子可逐渐吃温软的固体食物，类似婴幼儿添加的辅食，可有菜泥、肉末等。具体食物种类，看孩子的疼痛情况及喜好而定。

（5）手术 1 周后

手术 1 周后，孩子的咽部疼痛明显缓解，但创面还没有长好，仍有术后出血的风险，还需要坚持吃软食。术后 1 周可以上学，但中午最好是家长送饭或回家吃饭。要注意不能参加剧烈的体育活动。

（6）手术后两周

手术两周后，创面完全愈合，可恢复正常饮食及活动。

▶ 第四讲　怎么预防扁桃体发炎？

哪些措施可帮孩子预防扁桃体发炎？

想要帮助孩子预防扁桃体炎的发生，爸妈可以督促孩子多喝水、用淡盐水漱口，同时锻炼身体、增强体质、减少呼吸道感染。

换季扁桃体炎容易发作的时候，提前吃抗生素有用吗？

抗生素是急性炎症发作时的治疗药物，不是预防用药，而且长期口服抗生素有可能导致一系列不良反应，所以不建议预防使用抗生素。

孩子总抓耳朵，
是得了中耳炎吗？

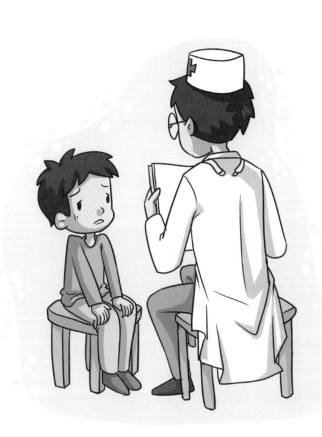

▶ 第一讲　孩子总是抓耳朵，这就是中耳炎吗?

 为什么会引起中耳炎?

中耳像一所小房子，我们能看到的耳道就是通往"小房子"的道路，鼓膜是"小房子"的前门。正常情况下，鼓膜是完整密闭的。游泳或洗澡时，如果耳道内少量进水，一般是不会引起中耳炎的，因为这种进水在进入耳道后就被鼓膜挡住了。但是如果鼓膜因外伤或者被异物破坏打开时，再出现耳道进水，就会导致中耳炎症。"小房子"还有一个后门，叫作咽鼓管，它是经常开放的，它主要通向人体的鼻咽部。在感冒的时候，鼻涕可以通过这条通道逆流进入耳朵，引起中耳发炎。

 中耳炎有哪些症状?

如果孩子出现急性起病的发热，同时伴有烦躁、耳朵痛的症状，出现抓耳朵、耳内流脓水等表现，就需要高度警惕中耳炎发生的可能。有的脓水很像鼻涕，大部分不臭。如果伴有呛水、呛奶、感冒、咳嗽、流鼻涕、游泳、坐飞机等诱发因素，发生中耳炎的概率就更大了。这时应当及时到医院耳鼻喉科就诊。在排除耵聍栓塞、咽部、牙齿放射痛的情况后，就很可能是中耳炎了。

 爸妈怎么知道孩子得了中耳炎?

在这里，推荐给爸妈一些小窍门。一是眼睛看，耳道内有无分泌物——黄色或白色；二是用鼻子闻，看耳朵内有没有臭味；三是嘴巴问，疼不疼、有没有外伤异物史、有没有游泳或坐飞机；四是双手摸，看有无发热，拉拉耳郭、按按耳朵看耳朵前后周围有没有疼痛。如果出现了以上情况，就可以判断孩子可能是得了中耳炎，应立即就医。

中耳炎是因为耳朵进水了吗？

很多爸妈都认为中耳炎是耳朵进水导致的，其实只有鼓膜被戳伤，或者耳道进入异物弄破了鼓膜，水顺着穿孔的鼓膜进入鼓室内，才有可能导致感染。鼓膜完整的正常人，耳朵进水导致的多数是外耳道红肿发炎。在这里，还要向爸妈进行一个科普，有些孩子游泳之后引起中耳炎，这并不是因为耳朵进水导致的。一般游泳引起的中耳炎是因为鼻子呛水，也就是水从"后门"咽鼓管进入中耳而引起的炎症感染。

 中耳炎也有很多类型吗？

儿童中耳炎按照病情可分为急性中耳炎和慢性中耳炎两大类。

急性中耳炎是指 48 小时内突然发生的中耳急性炎症，可伴有中耳积液，多和上呼吸道感染相关，按照是否化脓分为急性非化脓性和急性化脓性中耳炎两种。除了流脓流水、耳痛、发热，哭闹可能是幼儿中耳炎的表现，对于不能说话的婴儿，捂耳、拉扯或摩擦耳朵可能提示耳痛。

慢性中耳炎又分为分泌性中耳炎、慢性化脓性中耳炎。急性非化脓性中耳炎反复发作，迁延不愈，就会变成分泌性中耳炎，而急性化脓性中耳炎则会变为慢性化脓性中耳炎。分泌性中耳炎合并鼓室积液，可能影响听力，引发听力下降，需要手术进行鼓膜置管。慢性化脓性中耳炎会导致鼓膜穿孔，中耳腔与外界相通，进水感染后可能引发炎症上行，引起很多颅内外并发症。反复炎症刺激还可能引发中耳胆脂瘤，需要进行手术根治。

 中耳炎为什么好发于小孩？

和大人比起来，小孩算得上是中耳炎的高发人群了。这是为什么呢？这是因为小孩的咽鼓管又短又直，角度也接近水平。擤鼻子或者盐水洗鼻子时，如果动作太使劲，鼻咽部的病原体如细菌、病毒、支原体等，容易沿着咽鼓管咽口逆行进入中耳。妈妈给宝宝哺乳时，如果乳汁太多太冲，也可能呛入咽鼓管内，引发中耳炎。

▶ 第二讲　孩子得了中耳炎，该怎么治?

 中耳炎有哪些危害?

中耳炎可能会引发颅内及颅外并发症，如脑炎、脑膜炎、脑脓肿、乳突炎、迷路炎、面瘫等，严重者甚至危及生命。

中耳积液会引起听力下降，耳堵闷及耳鸣等不适。

 确诊中耳炎需要做什么检查?

确诊中耳炎，需要做的检查有耳镜、血常规、耳分泌物化验、听力学检测、颞骨 CT 等检查。通常情况下，在耳鼻喉科医生头上戴的查体耳镜的辅助下就能清晰地见到鼓膜急性充血、光锥缩短、鼓膜内陷等，渗出较多者可能导致鼓膜膨出、中耳积液。

典型的耳流脓患儿，鼓膜可见破损处脓液一股股地涌出，好像灯塔一样，一闪一闪的。耳朵痛、流脓伴发热等全身症状重的患儿，一定要化验血常规，以免贻误治疗。

耳分泌物臭且伴有痒的，可以对分泌物进行涂片化验，明确病原，排查真菌感染。

反复患中耳炎的，要做听力学检测、颞骨 CT 等进一步检查。声导抗 B 或 C 提示可能存在中耳积液或鼓室负压。

 中耳炎怎么治疗?

轻度的中耳炎口服抗生素就可以，如果是较重的中耳炎患儿，除了口服抗生素之外，还需要输液治疗。最主要的是要去除病因，避免游泳呛水和坐飞机，鼻部症状重的要治疗鼻炎。

中耳炎有哪些用药注意事项？

中耳炎的用药需要在医生的指导下进行。其中，氧氟沙星滴耳液用药不超过7天，以免引发真菌感染。重度的急性化脓性中耳炎，口服抗生素疗程少则3天，多则5～7天，彻底清除炎症再停药，以免中耳炎反复，迁延不愈。治疗分泌性中耳炎时采用的鼻喷药也一定要用够疗程，一般1～2周。

 治疗中耳炎为什么需要使用喷鼻剂？

实际上，中耳的位置和结构决定了治疗中耳炎时需要使用喷鼻剂。通过鼻用减充血剂、鼻用激素、鼻用抗组胺类药物，可缓解咽鼓管咽口炎性黏膜的肿胀，降低中耳腔负压，减少渗出，缓解疼痛。

▶ 第三讲　中耳炎必须要做手术吗？

 什么情况下的中耳炎需要手术？

一般情况下，口服、输液抗生素及外用滴剂、喷剂即可治疗中耳炎，但是对于病程持续3个月以上，采取保守药物治疗听力减退无任何改善，耳听力下降，好耳听力在40dB以下或影响交流，以及具有高危因素如腭裂等分泌性中耳炎，可能需要在医生评估后进行手术治疗。反复发作的分泌性中耳炎合并腺样体肥大者，可在腺样体肥大手术同时行鼓膜穿刺、切开或鼓膜置管手术。

此外，慢性化脓性非胆脂瘤型中耳炎，引流不畅或怀疑有并发症的患儿，胆脂瘤型中耳炎，都需要根据孩子的情况，酌情进行手术。

 中耳炎手术是否有最佳年龄段？

有些爸妈认为中耳炎不是病，或者孩子还小，不愿意进行手术，想给孩子寻求一个合适的手术时期，或者等待一段时间看病情能不能变好。但实际情况是，由于儿童处于发育期，个体差异化较大，对于中耳炎这个病而言并没有手术最佳年龄段，因而需综合评估手术时机及手术方式，以达到最佳效果。

 中耳炎手术前爸妈需要做哪些准备？

术前1周需要清淡饮食，术前6～8小时禁食水。乳突根治术手术前需要剃除孩子做手术一侧的头发，如果是长头发，可以将另一侧编成小辫，预防感染。

 中耳炎手术后爸妈护理孩子时有哪些注意事项？

中耳炎手术后首先要保持伤口干燥及清洁，避免耳内进水感染。鼓膜穿刺/置管术后可能出现耳痛及耳道内出血情况，出血较多可更换棉球。需要注意的是不要用力擤鼻子，最好是先一边轻轻擤出鼻涕再换另一边。术后的饮食也要特别注意，最好是软食或半流食，不要用力咀嚼。出院1～2周后门诊复查，之后定期复查，有不适症状建议立即随诊。

 中耳炎是可以预防的吗？

说了这么多中耳炎的治疗，那么我们怎么预防呢？除了飞机起降时咽口水、吃东西，游泳避免呛水这些大家都知道的常识外，对大孩子来说，感冒后不要用力擤鼻子，有症状时积极治疗鼻炎，使用海盐水洗鼻时轻柔操作，可在一定程度上预防中耳炎发生；对婴儿来说，坚持母乳喂养，喂奶时有意识将孩子头部抬高或垫高30°，减少躺着喂奶引发的呛奶，在一定程度上也可预防中耳炎。

得了过敏性鼻炎，该怎么办？

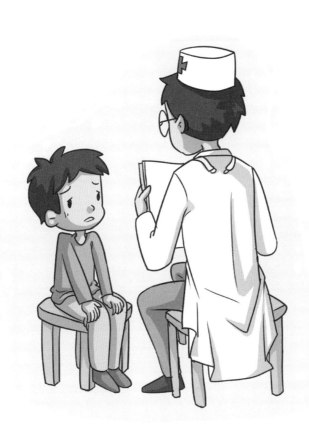

▶ **第一讲　什么是过敏性鼻炎？**

 什么是过敏性鼻炎？如何判断孩子是否患过敏性鼻炎？

过敏性鼻炎又叫变应性鼻炎，是机体接触过敏原后，发生在鼻黏膜的过敏反应性疾病。它主要表现为喷嚏、清水样涕、鼻痒和鼻塞，并可出现眼痒、结膜充血等眼部症状，症状重的孩子还会出现鼻出血、嗅觉减退等表现。如果孩子出现上述症状，就需要高度警惕，孩子很可能已经是过敏性鼻炎，建议尽早去医院就诊，明确过敏原种类。部分孩子表现可能不典型，尤其是婴幼儿主要以鼻塞为主要表现，可影响呼吸，出现吃奶间断、呛奶等症状，个别孩子可能以慢性咳嗽为主要表现。如果爸妈在家不能判断孩子是否为过敏性鼻炎，最好前往医院就诊，由医生来进行进一步的诊断和治疗。

 过敏性鼻炎和普通感冒如何区分？

过敏性鼻炎和普通感冒的症状特别像，有些爸妈会问，孩子流鼻涕就是过敏性鼻炎吗？其实，区分很简单。过敏性鼻炎为每年固定时期发作，或常年均有症状，症状持续时间一般在 2 周以上，并且以喷嚏、流清水样鼻涕、鼻痒和鼻塞为主要表现。而普通感冒是冬、春季节高发，症状多持续 7～10 天。感冒时鼻涕初始可为清水样，后可为脓黄色，并且感冒时可伴有咽痛、发热、头痛、四肢酸痛等全身症状。爸妈可根据这些不同点简单地进行鉴别。

 家庭中常见的引起孩子过敏性鼻炎的过敏原有哪些？

过敏原可分为吸入性过敏原和食物过敏原。引起过敏性鼻炎的以吸入性过敏原为主，它可分为室内过敏原和室外过敏原，常年性的过敏性鼻炎主要由室内过敏原引起，它主要包括尘螨、皮屑、猫毛、狗毛、真菌等，室外过敏原以花粉为主，主要引起季节性过敏性鼻炎。

▶ **第二讲　得了过敏性鼻炎，该怎么治？**

 过敏性鼻炎的治疗手段有哪些？

　　过敏性鼻炎的治疗首先要明确过敏原种类，尽量避免接触过敏原。但是大多数过敏原都是没有办法完全避免接触的，所以如果出现了过敏性鼻炎的症状，就需要药物治疗了。药物治疗有鼻喷药物和口服药物，无论是单独使用鼻喷药物还是联合使用口服药物，都需要医生根据孩子的具体情况来决定。除了药物治疗外，还有特异性免疫治疗（也就是俗称的脱敏治疗），以及鼻腔冲洗。对于鼻塞严重，药物治疗效果不佳的大年龄儿童，可通过手术治疗来缓解鼻塞。

 使用鼻喷激素安全吗？

　　鼻喷激素目前已经成为治疗儿童过敏性鼻炎的一线用药，对于儿童过敏性鼻炎的大多数鼻部症状都有显著改善作用。但是临床工作中我们发现，很多爸妈对于使用鼻喷激素存在顾虑。实际上鼻喷激素属于局部用药，药物的吸收量是非常少的，并且临床研究证明规范使用鼻喷激素是非常安全的，对于儿童的生长发育并没有明显影响。此外，可以在使用完鼻喷激素后进行漱口，有效减少孩子吞入的激素量。

 一旦患上过敏性鼻炎是否必须终身服药？

　　对于大多数孩子来说，过敏性鼻炎可能是持续终身的，所以也可以说是需要终身用药的。药物治疗的目的主要是控制症状，改善孩子的生活质量，所以并不是持续地一直在用药，而是在过敏性鼻炎发作时需要进行规范、足疗程的用药。过敏性鼻炎如果没有规范用药，可能诱发或并发多种疾病，例如支气管哮喘、慢性鼻窦炎、腺样体肥大、分泌性中耳炎等，所以一定要重视过敏性鼻炎的治疗。

▶ **第三讲　家有过敏性鼻炎的孩子，爸妈应该怎么办？**

 过敏性鼻炎能否进行脱敏治疗？

　　过敏性鼻炎是可以进行脱敏治疗的。脱敏治疗就是逐渐增加过敏原的浓度，使孩子逐渐耐受过敏原的一个过程。这个治疗过程持续时间会比较长，至少需要2～3年。但是目前能够进行脱敏治疗的过敏原种类很少，对儿童来说，只有尘螨和花粉，并且花粉脱敏还处于临床试验阶段。儿童的尘螨脱敏主要以舌下含服为主，需要孩子的配合，所以对孩子的年龄也有一定的要求。我们在临床中经常能看到同时对多种过敏原过敏的孩子，如果合并有尘螨过敏，且为常年性发作，也可进行试验性的脱敏治疗。经治疗，大部分孩子的过敏症状可有一定程度的改善。所以，从这个角度来说，明确过敏原种类，尽量避免接触过敏原是最有效的治疗办法。

 鼻喷药物如何使用？

　　很多爸妈在刚开始使用鼻喷药物的时候，由于使用方法不正确，药物不能充分进入鼻腔，有些情况下甚至会引起孩子鼻出血。在使用鼻喷药物之前，应先将鼻腔清理干净，摇匀喷雾剂，轻轻呼气使鼻孔通畅。用药时，应该交替给药，左手喷右侧鼻孔，右手喷左侧鼻孔。如果是年龄小的孩子，需要爸妈帮助喷药，要注意尽量避免喷嘴或药液直接冲击鼻中隔，以防损伤鼻中隔，引起鼻出血。

 爸妈如何护理有过敏性鼻炎的孩子？

　　在日常护理方面，首先要避免接触过敏原，及时更换、清洗床单、被罩，居室经常通风，避免过度潮湿，孩子要经常参加体育锻炼、增强免疫力。在过敏性鼻炎发作时，要注意饮食，避免辛辣刺激性食物，同时需要注意鼻腔卫生。

孩子打呼噜，
到底要不要治？

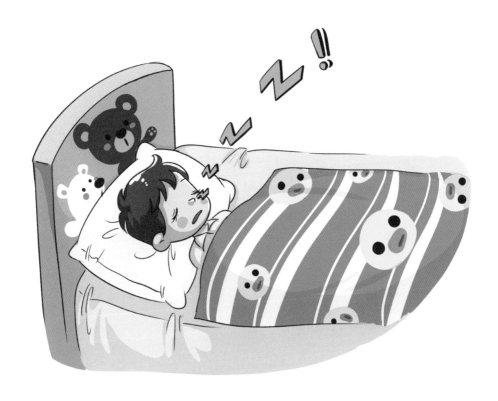

▶ 第一讲　孩子打呼噜，是什么原因？

 孩子打呼噜，可能是哪些原因导致的？

打呼噜发生的主要原因为鼻和鼻咽、口咽和软腭，以及舌根三处发生狭窄、阻塞。孩子长期打呼噜，90% 以上是因扁桃体、腺样体肥大引起的。此外，各种鼻炎、鼻窦炎、肥胖、小下颌等问题也可能引起打呼噜。

 孩子打呼噜，哪些可继续观察，哪些需要到医院就诊？

孩子如果只是在劳累或感冒时偶尔打呼噜，平时基本不打呼噜，也没有张口呼吸和呼吸暂停，那还可以继续观察；如果平时经常打呼噜，或者同时伴有张口呼吸，睡眠憋气、长出气等情况，建议爸妈带孩子到医院耳鼻喉科进行检查。

 孩子打呼噜都有哪些危害？

孩子如果长期打呼噜，会导致在睡眠的过程中出现呼吸暂停，夜间缺氧，也就是说整夜吸进去的氧气比正常孩子少，那么时间久了，睡眠质量的下降会导致孩子白天烦躁、情绪不佳、记忆力下降，甚至影响生长发育，影响心肺功能。孩子长期张口呼吸可导致口腔、颌面部发育障碍，进而导致常常张着嘴，嘴唇增厚，外翻，下巴后缩，上门牙前突，面部变长，也就是所谓的"腺样体面容"。

▶ 第二讲　什么是腺样体肥大？

 腺样体是什么？它有什么作用？

腺样体是咽部淋巴组织，位于鼻咽后部，通过咽鼓管与耳朵相通。与我们常听说的扁桃体一样，腺样体也是人体的重要免疫器官。当孩子感冒时，腺样体是鼻咽部的一道保护屏障。

 孩子为什么会出现腺样体肥大？

腺样体是每个孩子都有的正常淋巴组织。如果孩子反复感冒或是过敏体质，均可导致腺样体产生慢性炎症及体积增大，也就是我们说的"腺样体肥大"。

 腺样体肥大为什么会导致孩子打呼噜？

当腺样体增大到一定程度时，就会堵塞后鼻孔，也就是说鼻腔这条通气道被堵塞了，无法再正常用鼻呼吸。由于鼻咽部的狭窄和阻塞，从而导致孩子打呼噜。

 腺样体肥大除了引起打呼噜，还有什么危害？

腺样体肥大不仅会阻塞呼吸道引起缺氧，还由于其位于鼻子、耳朵和咽部交界的关键位置，会导致反复呼吸道感染、鼻窦炎、中耳炎、咽炎、扁桃体炎等疾病，甚至引发或加重咳嗽和哮喘。

第三讲　怎么确定是腺样体肥大？

 腺样体肥大，爸妈能直接观察到吗？

由于腺样体位于鼻子后面、悬雍垂的后上方，位置比较深，所以爸妈是无法直接观察到孩子有没有腺样体肥大的。想了解孩子是否有这个问题，需要带孩子到医院耳鼻喉科就诊。

 带孩子到医院确诊腺样体肥大，要做什么检查？

确诊儿童腺样体肥大，需要进行电子鼻咽镜、鼻咽部 X 线或鼻部 CT 检查，一般首选电子鼻咽镜检查。

给孩子做电子鼻咽镜检查，孩子能不能配合？需不需要打麻药？

电子鼻咽镜检查是用一根很细的可弯曲的光纤摄像头，伸到鼻腔内，观察腺样体的形态和大小。检查时间很短，通常都在半分钟以内。但由于检查时孩子可能会有一些不舒服，所以检查之前会给鼻腔喷一些表面麻醉药减少疼痛。检查时爸妈可以在旁边帮忙扶着孩子，用言语多多鼓励孩子，多数孩子只会感到一些痒和轻度不适，是完全可以耐受检查的。

 腺样体肥大用X线检查，会不会有危害？

对于一些胆子比较小，特别害怕电子鼻咽镜检查的孩子，也有别的检查办法，那就是拍X线或CT片。拍片子一点也不会疼，同样也能看清楚腺样体大小，虽然有一点辐射，但是由于目前一般医院采用的都是低剂量的X线，而且防护上也很严格，偶尔一次检查不会对孩子造成什么危害。

▶ **第四讲　得了腺样体肥大，该如何治疗？**

 孩子得了腺样体肥大，该怎么治？

确诊腺样体肥大后，一般建议先尝试药物治疗。由于腺样体肥大多数与反复呼吸道感染、过敏性鼻炎相关，药物治疗主要为抗过敏，包括鼻喷药和口服药，平时可鼻喷海盐水清理鼻腔，同时建议爸妈多带孩子到户外活动，锻炼身体，增强体质，减少感冒。

 孩子得了腺样体肥大，长大后会不会自愈？

腺样体肥大最严重的年龄一般是在3～6岁。多数孩子的腺样体会在青春期前，也就是10岁左右开始逐渐萎缩，也就是逐渐自愈。但如果孩子有反复感冒、鼻炎等持续炎症刺激，那么腺样体就会萎缩得比较晚。多数成年人是没有腺样体的，但也有少部分人有一点残留。

腺样体肥大，非做手术不可吗？

并不是一旦确诊腺样体肥大，都要进行手术。孩子确诊后，会先进行药物治疗。多数孩子在药物治疗后打呼噜症状能明显缓解，但药物治疗并不能根治腺样体肥大，孩子下次感冒后打呼噜症状还可能会再次出现。如果孩子平时呼吸道感染并不频繁，用药效果很好，或年龄已经接近青春期，那都是建议观察，不用着急手术的。

哪些情况下腺样体肥大必须要做手术治疗？

如果药物治疗效果不满意，孩子还是比较明显地打呼噜，可以到医院做睡眠监测。如果监测显示孩子有明显缺氧和睡眠障碍，那么有可能会影响孩子的生长发育，建议手术切除腺样体。或者孩子有长期张口呼吸、反复中耳炎、鼻窦炎、难治性哮喘等情况，也建议手术治疗。

腺样体肥大做手术后还会复发吗？

由于腺样体和周围正常组织没有明确的边界，所以虽然手术时医生都会尽量切除干净，但也无法保证100%没有复发。如果孩子术后仍有反复感冒，或过敏性鼻炎较重，会相对容易引起复发。

▶ 第五讲　腺样体肥大手术之后，要怎么护理？

孩子做完腺样体肥大手术，要注意什么？

术后4～6小时内孩子不能吃东西和喝水。由于麻醉药的残留反应，一般刚出手术室的孩子尚未完全清醒，年龄小的孩子有可能会比较剧烈地哭闹，爸妈应安抚孩子，尽量避免孩子大声哭闹或用力咳嗽。由于一般咽部创面是裸露且不缝针的，剧烈哭闹会牵拉伤口，有可能引起术后出血。注意患儿有无频繁吞咽动作，口中如有分泌物应轻轻吐出，以便观察伤口是否出血。

 在饮食和运动方面，有没有什么限制？

手术 6 小时后可以少量进食、饮水。手术当天应吃冷流食，可以是不含果粒、冰碴的纯奶油冰激凌、微凉的牛奶、米汤等，尽量用杯子或勺喝，不要用吸管。每次不要吃太多，可多吃几顿。孩子由于伤口疼痛，往往拒绝进食，但吃得太少会导致脱水，也会引起术后发烧，所以爸妈还需要多鼓励孩子。

术后第 1 天起可给予常温的半流食，如稀粥、碎面条、鸡蛋羹等，不要吃烫的及坚硬的食物。饭后可轻轻漱口，以保持口腔内清洁，先不要刷牙，以免损伤创面；可鼓励孩子下床轻微活动，以促进肠道蠕动，便于食欲的恢复。

术后第 2 天以后可逐渐吃温软的固体食物，类似婴幼儿添加的辅食，可有菜泥、肉末等，具体食物种类看孩子疼痛的情况及喜好而定。

手术后 1 周咽部疼痛明显缓解，但创面还没有长好，仍有术后出血的风险，还需要坚持吃软食。孩子可以上学，但中午最好由爸妈送饭或回家吃饭，不能进行剧烈体育活动。

术后两周创面完全愈合，可恢复正常饮食及活动。

怎么防治手足口病？

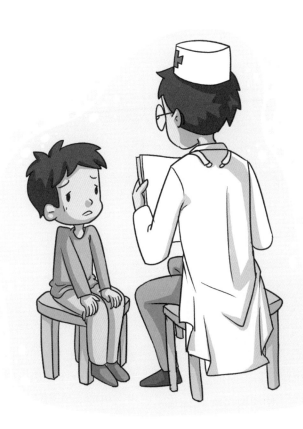

每年的 5 ～ 7 月，随着气温回暖，许多病毒也开始躁动，这段时期也是儿童手足口病的高发期。

爸妈会发现孩子身上多个部位出现水疱，看着揪心。那么如何才能在手足口病到来之前，先帮孩子做好预防，不让孩子"中招"呢？让我们一起来了解一下手足口病及其防治攻略吧！

▷ 第一讲　什么是手足口病?

 什么是手足口病? 哪些孩子容易患手足口病?

手足口病是由多种肠道病毒感染引起的一种急性传染病，一年四季都可能发病，但夏秋季节是它的高发季节。5 ～ 7 月是夏季发病的一个高峰，9 ～ 10 月因为幼儿园和学校开学，往往会有一个秋季的发病小高峰。经临床观察，手足口病最常见的患者是 5 岁以下的儿童，也就是学龄前的儿童，其中 3 岁以下儿童是重症手足口病的高危人群。

 手足口病的疹子长什么样? 长在身体的哪些部位?

手足口病是一种出疹性传染病，但是出疹性传染病有许多种，还包括麻疹、风疹、水痘、猩红热等。那手足口病的皮疹长什么样？简单来说，它就是一个疱疹的形态，常出现在手心、手指、足趾、足心还有足跟这些部位。皮疹刚出现时常常是个红点，一般直径在 2 ～ 5 毫米，通常称之为斑疹，之后斑疹逐渐高出皮面，就成了斑丘疹。有些斑丘疹会发展成疱疹，里面会有疱液出现。但要注意的是，孩子身上可能同时有多种形态的皮疹，也有可能只出现一种形态的皮疹，即临床表现是各有不同的。要提醒家长注意，在手足口病的流行季节，如果突然发现孩子的手脚等部位出现了皮疹，不论是什么样子的，都建议带孩子到医院就诊，由专业医生进行排查和确诊。

除了长疹子，手足口病还有哪些可以早期识别的症状？

手足口病的另外一个重要特征就是口腔的疱疹。口腔疱疹可能出现在口腔的各个部位，包括我们常说的嗓子眼，也就是咽峡部、峡黏膜、牙龈、唇黏膜，甚至在舌头上都可能见到。口腔疱疹的数目也因人而异，有些孩子比较严重，口腔疱疹多，出现口腔疼痛、不愿吃东西、口水多这些症状。但有些孩子口腔疱疹比较少或者比较小，甚至不容易发现。除此之外，有些孩子还会出现发热、咳嗽、流涕、呕吐、腹泻等这些非特异性的症状。尤其是 3 岁以下的婴幼儿，出现皮疹的同时，如果还出现了持续的发热，精神状态不好，甚至出现惊厥或者惊跳这些表现的时候，一定要警惕重症手足口病的发生，要及时带孩子到医院就诊。

 手足口病和疱疹性咽峡炎一样吗？

肠道病毒感染还可能引起疱疹性咽峡炎。那么手足口病和疱疹性咽峡炎是什么关系呢？它们是两种疾病，是由相同的病原感染以后出现的不同的临床表现。它们的病原体都是肠道病毒，所以同样具有传染性，同样需要居家隔离。要注意的是，一些得了疱疹性咽峡炎的孩子，可能在出现口腔疱疹之后的 3 ～ 5 天，才会出现手脚和臀部的皮疹。所以这时候根据孩子皮疹的形态，应该诊断为手足口病。

▷ **第二讲 孩子为什么会感染手足口病？**

 手足口病的病原体是什么？

手足口病的病原是肠道病毒，这是一组病毒，它有非常多的血清型，到目前为止已经有超过 100 种血清型了，其中包括柯萨奇病毒、埃可病毒，还有新型肠道病毒。最常见的引起手足口病的肠道病毒是柯萨奇病毒 A16，也就是 CA16，还有肠道病毒 71 型，通常简称为 EV71。最近几年，柯萨奇病毒 A6（CA6）成为主要的流行病原之一，它所引起的手足口病皮疹相对分布更广，不仅出现在手、脚、臀部，还会出现在口周、膝关节、肘关节，甚至躯干等部位，并且会有疼痛或痒感。相对于 CA16 及 EV71 的手足口病皮疹而言，CA6 感染引起的皮疹消退更慢，一部分还有色素沉着，这些色素沉着完全消退可能需要几个月的时间。还有一部分孩子在病后的 1 ～ 2 个月还可能出现指甲脱落的并发症，家长不必惊慌，这种由于感染 CA6 引起的指甲脱落不需特殊处理即可自愈。

 ## 肠道病毒会在什么地方存活呢？

经过研究发现，人类是肠道病毒的唯一宿主，但是由于肠道病毒本身的理化特性，它可以在外界环境中保持持久的病毒活性，可以在物体的表面、水里、食物，还有空气中存活很久。而当我们接触到这些被污染的物体表面，或者是吃了被污染的食物，喝了被污染的水时，就有可能被感染。

而且肠道病毒能够耐受酒精及来苏水，也就是说用酒精和来苏水进行消毒，是不能杀灭肠道病毒的。但是它们对热及紫外线比较敏感，可以通过加热、煮沸、日晒等方法进行常规的消毒。

 ## 肠道病毒是怎么进到孩子身体里的？

肠道病毒可以通过多种途径感染人体，它的传播途径多，可以经过粪口途径传播。比如孩子的手接触了污染的玩具，再用手抓食物送进嘴里，这样病毒就可能通过消化道进入体内。它还可以通过急性期患者的口鼻分泌物、皮肤或黏膜的疱疹液直接接触传播，也可以经过空气感染呼吸道的黏膜，产生呼吸道的传播。正是因为手足口病的传播途径多样，预防难度非常大，需要勤洗手，做好手卫生，养成良好的卫生习惯。

 ## 成人也会得手足口病吗？

答案是会的。有的家长认为孩子得了手足口病，只需要不和其他的孩子接触就行了，大人不会被感染。这样的观念是不正确的，成人也同样容易感染肠道病毒，患上手足口病。被肠道病毒感染后，在所有年龄段的人中，多数人都是隐性感染，即临床上看不到任何症状，只有少数人可能出现发热、皮疹等表现，这一部分人属于显性感染。肠道病毒感染以后，发生显性感染与隐性感染的比例大约是 1∶100，也就是 101 个人感染肠道病毒以后，只有 1 个人会出现临床症状，而成人感染以后，大多数表现的都是隐性感染。孩子感染以后，更易成为显性感染。成人患手足口病的时候，相较儿童的症状会轻一些，可以表现为口腔溃疡、轻微的发热、手足部位的皮疹等，大多数在 1～2 周就可以自愈。但无论是成人还是儿童，无论是显性感染还是隐性感染，都同样具有传染性。手足口病急性期的传染性是最强的，可以通过唾液飞沫、皮肤黏膜疱疹里的疱疹液，以及粪便排出肠道病毒感染其他人。隐性感染的人群常常通过粪便排出肠道病毒。由于隐性感染人数众多，所以他们成了最大的传染源。

▶ 第三讲 手足口病，能不能自愈?

 手足口病如何治疗?

其实大多数的手足口病患者都是普通型，症状较轻，一般 1～2 周临床症状就完全消失了，是可以自愈的。目前我们并没有针对手足口病的特效药物，通常只需要对手足口病的患儿进行对症治疗就可以了。比如物理降温、药物降温，不一定都用退烧药处理，口腔疼痛的话可以用口腔喷雾剂来缓解口腔疼痛。另外，我们知道手足口病有一些重症的病例，这些患儿是需要住院治疗的，而且越早就诊，抢救成功的概率越高。

 重症手足口病都有哪些早期表现?

重症手足口病的常见病原体是 EV71，一般发生在 3 岁以下的婴幼儿身上，主要表现是持续高热、精神状态差、易惊跳、肢体抖动、嗜睡，甚至出现意识模糊、呼吸困难，重者会危及生命。孩子有以上表现的时候，家长应及时带患儿到医院就诊。

患手足口病的儿童，家庭护理需要注意什么？

首先，应注意观察病情变化，监测体温，如果体温超过 38℃，可以给孩子口服布洛芬，或者对乙酰氨基酚，进行退热的处理。注意观察皮疹的形态，尽量避免孩子过度地抓挠、抓破，避免皮肤感染，而且有疱疹的部位不要挑破，让其自行干燥结痂。另外还要注意观察是否出现上述重症手足口病的临床表现，病情变化的时候，及时带孩子到医院就诊！

其次，是注意隔离。不要让患手足口病的孩子和其他小朋友密切接触，与家庭成员尤其是儿童更是需要注意分餐、分玩具等必要的隔离措施。口腔疼痛在手足口病患儿中很常见，由于口腔疼痛，孩子可能会出现拒食或者拒奶，所以可以把食物做得清淡一些，以减少对口腔黏膜疱疹及溃疡处的刺激。孩子不爱吃饭，尽量不要强迫，可以多给孩子喝一些果汁、白开水来保证水分的摄入。

 得了手足口病为什么要隔离两周？

根据我国传染病法的规定，手足口病的隔离期是从发病之日起两周。那为什么要隔离两周？手足口病的临床表现，一般在 7 ～ 10 天左右症状就减轻甚至消失了。所以很多家长都表示不理解，孩子已经没有任何症状了，为什么还不能去幼儿园和学校？这是因为手足口病的病原体肠道病毒不仅是通过呼吸道传播，而且主要是通过粪便排出体外的。研究显示，肠道病毒在粪便当中持续排毒的时间一般是两周左右，这也就是传染病法作出上述规定的原因。而病情较重的手足口病患儿，肠道排毒的时间更长，甚至超过 1 个月，所以病情较重的患儿隔离期也应该相应地延长。

▶ **第四讲　如何预防手足口病？**

 如何预防手足口病？

养成良好的个人卫生习惯，是预防各种疾病的关键。在手足口病的高发季节，尤其需要注意勤洗手，并且要认真洗手。从外面回到家里，接触了不干净的物品之后，在准备做饭接触食物之前，在准备吃饭之前，都应该洗手。前面说过，手足口病的传播途径主要是粪口途径，也就是提示大家谨防"病从口入"，不喝生水，尽量不吃生冷食物。冰箱里的食物吃之前应该充分加热，以达到灭活肠道病毒的目的。我们也提到肠道病毒可以存在于空气当中，所以居室应该定期开窗通风，保持空气流通。另外，肠道病毒不喜欢紫外线，在太阳的照射下，肠道病毒容易失去活性，所以孩子的玩具用品。衣服、被褥都要经常在太阳下晾晒。要提醒大家的是，玻璃会隔绝紫外线，所以家里的阳光房或者阳台应该打开玻璃窗，这样才能达到紫外线消毒的目的。平时要鼓励孩子多在户外活动，多锻炼，增强孩子适应气候变化的能力。把上面的内容总结起来就是四句话："勤洗手，吃熟食，勤通风，多锻炼。"

 如何正确地洗手？

洗手也就是医学上常说的"手卫生"，在日常生活中特别重要。我们通常说的六步洗手法是这样的。第一步，湿润手部打上肥皂或洗手液，两手掌心相对，手指并拢，并相互揉搓。第二步，手心对手背，沿指缝相互揉搓。第三步，掌心相对，手指交叉，沿指缝相互揉搓。第四步，一只手握着另一只手大拇指相互揉搓。第五步，弯曲各手指关节，在另一只手的掌心旋转揉搓。第六步，揉搓手腕，并将手彻底冲洗干净。

洗手的过程中一定要注意，揉搓时要双手交替进行，尽量使用流动的水及肥皂洗手。一般而言，一次洗手完成的时间是 30 秒，大家可以在心里唱两遍生日快乐歌，帮助自己计时。尤其要提醒家长，我们往往较多地关注孩子有没有认真洗手，而忽略了自己的手卫生，所以呼吁家长也应该认真洗手，给孩子做好榜样。

 现有手足口病疫苗可以预防全部手足口病吗？

在 2008 年手足口病纳入我国的传染病法，按照丙类传染病管理之后，我国的科学研究者们就开始了相关疫苗的研究。目前全世界仅中国有能够有效预防肠道病毒 EV71 感染的手足口病疫苗。这个疫苗准确地说应该称为 EV71 灭活疫苗，可以有效预防 EV71 的感染。那么它能不能预防全部的手足口病呢？答案是不能。我们说过，EV71 感染容易发生重症的手足口病，也就是说这种疫苗可以有效预防重症手足口病的发生。但是手足口病的病原体不仅仅只有 EV71，还有其他血清型。所以，由其他的血清型肠道病毒感染引起的手足口病，是不能够通过接种 EV71 疫苗预防的。而预防这些肠道病毒型的疫苗，目前正在研究当中。

 接种手足口病疫苗有什么需要注意的问题?

EV71 灭活疫苗，推荐接种的年龄是 6 个月～ 5 岁，基础免疫是 2 次，中间要间隔 1 个月，接种部位是上臂的三角肌，肌内注射，每次接种剂量是 0.5 毫升。国家卫健委发布的《肠道病毒 71 型灭活疫苗使用技术指南》建议，疫苗接种对象为 6 个月及以上的易感儿童，越早接种越好，鼓励在 12 个月龄前完成接种程序，以便尽早地发挥保护作用。这是因为孩子年龄越小，感染 EV71 以后的症状会越重，大概有 91% 的重症手足口病是 3 岁以下的孩子，而较大的孩子和成人感染 EV71 后症状比较轻，甚至是没有症状的。所以对于 5 岁以上的孩子是不推荐接种的。

秋季腹泻，该如何预防和治疗？

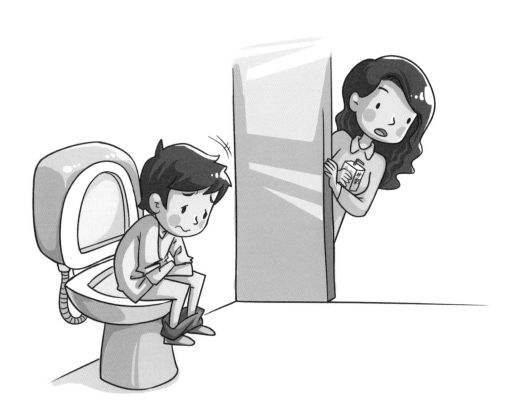

▶ 第一讲　什么是秋季腹泻?

 什么是秋季腹泻?

秋季腹泻是对轮状病毒性肠炎的俗称。在我国，对于腹泻病原调查的长期研究中显示，秋冬季节到医院就诊的腹泻儿童中轮状病毒的检出率非常高，大约占 40%～80%，这是因为轮状病毒在秋季的气温条件下最为活跃，所以轮状病毒性肠炎又称为"秋季腹泻"。

 只有秋天才会得秋季腹泻吗?

其实不是。轮状病毒性肠炎在一年四季都可以发生，只是在秋季的发病率更高。儿童腹泻病原监测数据显示，每个月份均有不同程度的轮状病毒检出率。我国多数地区秋季腹泻的流行高峰从 10 月份开始，在 11 月、12 月及来年 1 月达到高峰，持续至来年 2 月。

 什么人最容易得秋季腹泻? 为什么?

秋季腹泻的高发人群为 6 个月～2 岁的儿童。这是因为 6 月龄以下的婴儿体内有来自妈妈的抗体保护，6 月龄以上的婴儿母传抗体则逐渐减少，不能形成足够的保护，而孩子自身的消化系统发育仍不够完善，免疫功能相比大孩子及成人较差，所以容易感染轮状病毒。

 轮状病毒是什么? 怎么进入孩子体内的?

轮状病毒属于呼肠病毒科，是病毒性胃肠炎的重要致病病毒，轮状病毒性肠炎的患者及隐性感染者是传染源。他们通过粪便排出病毒，病毒通过被污染的食物或水进入孩子体内，也就是经粪口途径进入人体消化道，损伤小肠绒毛上皮细胞，导致吸收不良而发生腹泻。

大人也会感染轮状病毒吗？

并非只有孩子才会感染轮状病毒，大人也可能被感染。成人感染后也会出现呕吐、腹泻，甚至出现低热、恶心、食欲不振等表现，只不过多数症状较轻微，病程较儿童更短。

第二讲　秋季腹泻，孩子都有哪些表现？

 秋季腹泻的症状只有拉肚子吗？

拉肚子是秋季腹泻最常见的症状，大便次数增多，常为蛋花汤样大便。另外，呕吐也是常见症状，常出现在病程初期。除了腹泻呕吐外，部分孩子还会出现发热，通常为低中度发热。腹泻量较大且补液不足时还会出现脱水，表现为精神反应欠佳、嗜睡、尿量减少等。

 爸妈怎么判断孩子是不是秋季腹泻？

当孩子出现呕吐、腹泻症状，尤其是在秋冬季节，爸妈就要警惕是否是轮状病毒性肠炎即秋季腹泻了，可以留取一些孩子的大便，送到医院做轮状病毒检测来确诊。

 得了秋季腹泻有生命危险吗？

秋季腹泻为自限性疾病，一般病程 5 ～ 14 天，绝大多数患儿预后良好，仅有少数患儿并发严重的脱水和电解质紊乱，有可能危及生命。当腹泻孩子出现以下症状时，应立即就诊。

• 水样便次数频繁，或出现大便带血。

• 呕吐频繁不能进食。

• 3 月龄以下孩子出现发热，或 3 月龄以上孩子持续反复高热。

• 烦躁、精神萎靡、嗜睡、惊厥等。

• 大孩子出现固定部位的持续腹痛，或婴幼儿哭闹不止。

• 尿少或无尿（6 小时内无尿）、哭时泪少或无泪、口唇黏膜干燥、眼窝凹陷、小婴儿出现前囟凹陷等脱水症状。

▶ 第三讲　秋季腹泻如何治疗？

如何正确配制口服补液盐？

预防和纠正脱水是治疗秋季腹泻的关键。那怎么做呢？口服补液是既简单又有效的方法，但是"口服补液"四个字可不是字面上理解的那么简单，不是简单地喝水就能达到补液的目的。口服补液盐是一种葡萄糖和盐的合剂，有着严格的配比，加入定量的水后形成溶液，用于口服，补充因腹泻而丢失的水和电解质。比如常用的口服补液盐三号，1 袋冲水 250ml，严格配比才能保证水、糖、盐的浓度，口服补液效果才最佳，配得过浓或者过淡都会影响补液效果，甚至可能加重腹泻。

抗生素能不能治秋季腹泻？

抗生素是针对细菌感染的，可用于各种细菌感染所致的疾病。而在前面已经提过，秋季腹泻的病原体是轮状病毒，病毒和细菌可不一样，抗生素对病毒感染是"束手无策"的，所以绝大多数秋季腹泻患儿不需要抗生素的治疗。但是少数患儿，比如免疫功能低下的患儿，可能在秋季腹泻的同时合并细菌感染，这个时候需要在医生指导下使用抗生素。

喝添加益生菌的食品能不能治疗腹泻？

答案是不可以的。用于治疗腹泻的益生菌，一是有菌种的要求，比如酪酸梭菌、婴儿型双歧杆菌、布拉氏酵母菌等，是经过科学的研究实验，证实了治疗腹泻疗效的；二是有菌量的要求，食品中添加的益生菌达不到治疗腹泻的剂量，所以也没有治疗作用；三是类似于酸奶饮料等食品，在腹泻期间喂给孩子，往往会加重胃肠道负担，甚至可能加重腹泻。

 为什么蒙脱石散需要饭前吃，不能饭后吃？

蒙脱石散是腹泻治疗中常用的胃肠黏膜保护剂。简单来说，它的治疗原理就像给肠道黏膜刷上一层保护膜，能改善肠道吸收和分泌的功能，阻止病原微生物的攻击，促进恢复微生态平衡。因此，饭前服用蒙脱石散才能使得这一保护膜刷得均匀，才能起到保护胃肠黏膜的效果。

▶ 第四讲 秋季腹泻的家庭护理

 得了秋季腹泻，如何正确调整孩子的饮食？

对于秋季腹泻患儿来说，饮食调理是治疗的关键。孩子在生病期间往往胃口较差，首先不要过多喂养，应减少高蛋白质、高糖、高脂饮食，比如蛋类、肉类、奶制品等的摄入，以清淡易消化的食物为主。已添加辅食的幼儿可以多吃大米汤、烂面条、白米粥等；以母乳喂养为主的婴儿可以继续吃母乳，但是妈妈同时需要清淡低糖的饮食；以奶粉喂养为主的婴儿可以适当将奶粉稀释后喂养，少量多餐。

 腹泻期间，小屁股怎么护理？

小婴儿皮肤娇嫩，腹泻后大便清理不及时可导致小屁股皮肤红肿、破溃甚至感染，所以腹泻期间臀部护理非常重要。正确的做法是大便后及时清理，使用温水清洗臀部，清洗后用干净柔软的棉布或毛巾蘸干臀部皮肤，不要急着给宝宝穿纸尿裤，可以让宝宝趴着，晾一晾小屁股，然后涂抹护臀霜或油性保护剂保护臀部皮肤。

如果皮肤出现了破损、流脓，爸妈最好及时带宝宝去看医生，根据医嘱对症用药。在给宝宝擦药的时候应当先清洁洗手，再擦药。此外，药要涂得厚一点，范围要大一点。

▶ 第五讲　如何预防秋季腹泻?

 怎么预防秋季腹泻?

防病胜于治病，个人卫生习惯对于预防秋季腹泻及其他病因导致的腹泻都是十分重要的。勤洗手，注意饮食卫生，避免病从口入，平时注意合理膳食，不吃或少吃生冷食物，流行季节尽量少去人群密集场所，减少感染轮状病毒的机会。婴儿提倡母乳喂养，增强免疫力，减少感染机会。

 怎样做好手卫生?

注意手卫生是非常重要的，洗手可不是用水冲一下这么简单，洗手步骤有个五字要诀：

- 湿：在水龙头下把手淋湿，擦上肥皂或洗手液。
- 搓：掌心、手背、指缝、指关节、大拇指、指尖6个部位无遗漏全部揉搓，整个过程不少于15秒。
- 冲：用清水把手冲洗干净。
- 捧：用清水将水龙头冲洗干净，再关闭水龙头。
- 擦：用干净的毛巾、纸巾擦干或烘手机烘干手。

需要提醒大家的是，不仅是孩子需要做好手卫生，家长也是一样，因为大人很有可能携带病毒回家。在照顾秋季腹泻患儿时，不管是在接触宝宝之前还是之后，或者是接触宝宝的排泄物之后，家长都要认真洗手，这可以有效避免家庭成员出现交叉感染的情况。

接种轮状病毒疫苗是不是就不会感染轮状病毒了呢？

轮状病毒疫苗是预防轮状病毒肠炎的疫苗，也是最有效的预防手段。但是，任何疫苗都没有百分百的保护力，轮状病毒疫苗也不例外。研究显示，接种轮状病毒疫苗可降低轮状病毒感染所致重症腹泻病例和死亡病例的发生率，对于免疫功能欠佳、平时容易发生腹泻的婴儿，尤其推荐接种轮状病毒预防秋季腹泻。

 接种轮状病毒疫苗有什么需要注意的问题？

轮状病毒疫苗为口服的减毒活疫苗，推荐 3 岁以下婴幼儿在每年的 8～10 月份轮状病毒流行季节来临前接种，一般在服用疫苗后 2 周产生抗体，4 周时抗体浓度达到峰值，接种成功后保护期一般为 1 年。接种的禁忌证包括患严重疾病、急性或慢性感染；有免疫缺陷和接受免疫抑制剂治疗；先天性心血管系统畸形、血液系统严重疾病、肾功能不全等。患急性传染病及发热者应暂缓接种。疫苗口服后一般无不良反应，偶有低热、呕吐、腹泻、皮疹等轻微反应，多为一过性，一般无须特殊处理，必要时给予对症治疗。

孩子肚子疼，是什么原因，该怎么治？

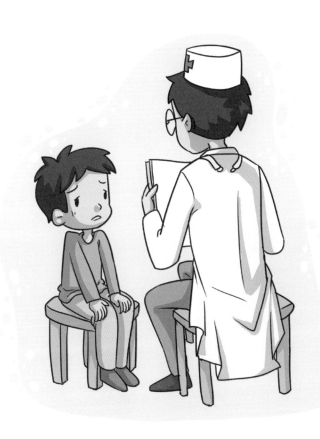

▶ 第一讲　孩子肚子疼，可能是哪些原因？

 孩子肚子疼，最常见的原因有哪些？

肚子疼是小儿时期的常见症状，腹部各种脏器的器质性病变及功能性异常可导致腹痛。儿童的腹痛，因为年龄不同，原因也不一样。

婴儿最常见的是肠绞痛，也叫肠痉挛，可以表现为突然哭闹，可能排便或排气后缓解，多在傍晚或夜间发生，多与肠壁平滑肌强烈收缩或肠胀气有关。

学龄前的儿童，常见的原因是胃肠炎、阑尾炎，也有一部分孩子因为喂养不当，消化不良而引起腹痛。

学龄期的孩子，尤其是 6 ～ 14 岁的孩子，多为功能性腹痛，就是无明显器质性疾病，与消化不良、饮食不当、肠道菌群紊乱、内脏高敏性等因素有关。另外一部分为器质性疾病，例如消化性溃疡、胰腺炎、阑尾炎等。

 除了常见原因，还有哪些情况会导致孩子肚子疼？

腹痛按照发作时间，分为急性腹痛和慢性腹痛。急性腹痛的原因有急性阑尾炎、急性胆囊炎、胆结石、肠套叠、嵌顿疝、肠梗阻、胃肠穿孔等。如果是这些疾病，需要到外科就诊。在内科疾病方面，有急性胃肠炎、细菌性痢疾、腹膜炎、急性肠系膜淋巴结炎、过敏性紫癜，这些是消化科的诊治疾病。其他一些疾病，例如急性心包炎、心肌病、癫痫，也可以表现为急性腹痛。在慢性腹痛方面，比如慢性胰腺炎、胃溃疡、十二指肠溃疡、肠道寄生虫病、肠结核病等，表现为较长时间反复的腹痛。

▶ 第二讲　孩子肚子疼，家长如何通过表现判断？

 不同的肚子疼，孩子会有哪些不同的表现？

腹痛其实是一种主观感觉，如果腹痛是局限性的、持续性的疼痛，特别是肚脐周围之外的地方，则可能提示有疾病。比如，婴儿腹痛多表现为啼哭，烦躁不安，不爱进食；肠套叠、肠道或胆道蛔虫，可表现为阵发性剧烈的绞痛；阵发性疼痛但是发作又不规律的，有可能是急性胃肠炎；在持续钝痛的基础上又有阵发性的绞痛，有可能就是炎症伴梗阻了，比如胆道结石合并梗阻、肠蛔虫伴感染。

此外，在腹痛的时候是否喜欢被按压肚子，也是可以提示一些疾病的。比如疼痛时喜欢被按压，多半都是肠痉挛，而不喜欢被按压，或按压后更疼的，就可能是腹膜炎。

 阑尾炎的腹痛是什么表现？

常见的阑尾炎在不同年龄的儿童身上表现是不同的，较大的儿童表现比较典型，开始以上腹部或脐周痛，数小时可逐渐加重，转移为右下腹阑尾部的疼痛，也有部分可开始就为右下腹疼痛；年龄越小的孩子，腹痛症状越不典型，婴幼儿表现为阵发性哭闹、呻吟、拒绝进食，触摸腹部时有哭闹。极少数孩子可出现左侧腹部、腰部、会阴部疼痛。当阑尾肿胀明显时，腹痛剧烈，但当阑尾穿孔，则疼痛会减轻，但疼痛范围扩大，有可能形成腹膜炎。

 胃炎的腹痛是什么表现？

急性胃炎表现为突发的中上腹疼痛，可表现为胀痛，可能伴有恶心、呕吐等，慢性胃炎则表现为反复的中上腹或者脐周、脐上疼痛，伴有恶心、食欲不振、进食后腹部饱胀等。

 孩子腹痛就是感染寄生虫了吗？

有些爸妈发现孩子半夜磨牙、腹痛，就认为孩子肚子里有虫了，这种说法是很片面的。现在卫生条件好了，很少出现寄生虫感染的情况。但是如果孩子有不好的卫生习惯，比如不爱洗手、喝生水、啃玩具，或者是吃了没有清洗干净的蔬菜瓜果，是有可能感染寄生虫的。

儿童寄生虫感染目前多见的是蛔虫、蛲虫等。很多家长都会觉得腹痛就是肚子里有蛔虫了，其实蛔虫病的表现主要因为幼虫移行引起症状，疾病中的腹痛位于脐周，疼痛较轻，无规律性。因为蛔虫有乱窜钻孔的习性，可能会发生胆道蛔虫、肠穿孔、腹膜炎、蛔虫性肠梗阻，发生这些情况，腹痛会明显加重。蛲虫病可表现为腹部不适、恶心、呕吐，极少数会因为蛲虫钻进阑尾而引起阑尾炎，表现与急性阑尾炎一样，蛲虫夜间可在肛门周围爬行引起瘙痒。

 孩子出现了怎样的症状，需要立刻送医院？

肚子疼、发热、呕吐、腹泻，只要这些症状出现，就赶紧带孩子到医院就诊。当孩子的腹痛持续加重，伴有发热、呕吐咖啡色或者黄绿色的物质，腹痛后停止排便或排气，这就提示可能肠梗阻了；当腹痛同时排果酱样大便，提示可能肠套叠了；当腹痛时伴有排黑色大便，应警惕可能出现消化性溃疡，例如胃溃疡、十二指肠溃疡；如果腹痛同时孩子面色紫，呼吸心跳加快，憋气，需要警惕心肌病；当腹痛同时伴有皮肤出现出血点，关节肿胀，需要警惕过敏性紫癜；当孩子出现这些情况时，爸妈一定要及时带孩子到医院就诊。

▶ **第三讲　孩子肚子疼，到医院要做什么检查?**

 孩子肚子疼，去医院要做什么检查？

爸妈带孩子到医院就诊，通过医生的问诊及检查，可能需要进行腹部超声检查，初步排查有无胰腺炎、胆囊炎、肠系膜淋巴结炎、肝脏疾病、腹水、肠套叠等疾病；进行腹部 X 线检查，排查有无肠梗阻；进行大便常规的检查，排查有无肠炎、寄生虫感染；如果伴有发热，还需要进行血常规及炎症指标的检查。所以肚子疼的孩子，首先需要医生的诊治，考虑不同病因，进行不同的检查，以尽快明确疾病。

孩子肚子疼，家长需要带孩子大便去医院吗？

如果孩子肚子疼的同时，有排稀便的表现，或者大便中可以看见黏液、血性物质等，是需要带大便来医院检查的。需要注意的是，所需要化验的大便，是排便 1 小时以内的新鲜大便，用不吸水的容器，直接接收大便。如果是尿不湿上的、尿布上的，以及污染的容器、地面上的大便，都是不合格的。

 一些特殊的检查会不会对孩子的身体有影响？

目前，电子胃镜及结肠镜是消化系统疾病较为常见的检查方式。电子胃镜及结肠镜是在医生操作下内镜进入孩子消化道内检查的方式，目前采取的是用安全高效的镇静催眠药物对孩子进行麻醉后再进行操作。孩子在全身放松的情况下，对检查几乎无感觉，能更好地配合检查。医生也能无干扰地检查消化道的病灶，更利于疾病的诊断和治疗。检查完成后，孩子就清醒了。这样的检查方式对孩子身体没有影响。

 医生要孩子住院检查，是不是说明情况严重？

遇到这种情况，爸妈不用过分着急。要孩子住院，一般是因为孩子的疾病相对复杂，需要进一步完善检查，同时进行积极的治疗；或者是因为有些疾病需要医护人员协助观察病情的变化及进展情况，及时用药物干预，防止疾病加重。所以，建议孩子住院检查，并不一定就是疾病很严重，可能是需要更系统的检查及治疗。

需要特别提醒的是，很多家长在就诊的时候往往认为孩子的疾病没有那么严重，对于医务人员提出的一些检查不想做就不去做。实际上，对于儿童，特别是语言发育尚未完全的幼儿，很多症状不一定都能通过外在表现展示出来，需要仔细排查。所以，孩子做检查，特别需要家长的支持与配合，这样才能共同抓住疾病这个"元凶"，让孩子早日康复。

▶ **第四讲　孩子肚子疼，该怎么治？**

 不同的肚子疼，一般需要怎么治疗？

经过医生的诊治，发现孩子肚子疼的原因以后，需要针对不同的疾病，采取不同的治疗。如果发现是与外科相关的疾病，例如阑尾炎、肠梗阻，可能需要进行手术治疗；如果是胃肠炎，需要积极抗感染，调整肠道功能；如果是寄生虫感染，就需要吃药来消除寄生虫。

 孩子出现肚子疼，家长在家可以怎么缓解？

除了来医院，一些轻症状的腹痛，家长可以在家帮助孩子缓解。当孩子出现腹痛的时候，家长首先要安抚的就是孩子的情绪，让孩子放松，停止进食，让胃肠道休息；有些孩子可能需要促使排便，排便后肠道蠕动功能逐渐恢复，腹痛也能缓解。

 孩子容易肚子疼，饮食上要注意什么？

养成良好的卫生饮食习惯，是杜绝发生胃肠道疾病的关键。

首先不要暴饮暴食，饮食一定要有规律，三餐定时定量，睡前不要进食；其次，少吃或者不吃生冷、油腻、辛辣的食物，这类食物会刺激胃肠道，容易引起反复的肚子疼；最后要注意饮食卫生，不要喝生水，蔬菜瓜果要清洗干净。

孩子得了丘疹性荨麻疹，该怎么办？

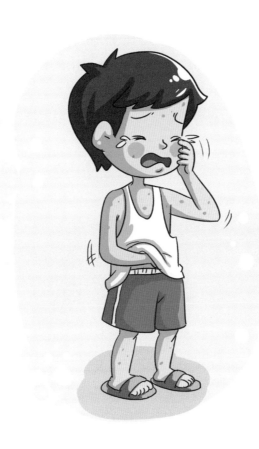

▶ 第一讲　什么是丘疹性荨麻疹？

什么是丘疹性荨麻疹？

丘疹性荨麻疹又称急性单纯性痒疹，大多为昆虫叮咬所致，常见的是蚊、蚤、螨、臭虫等节肢动物。丘疹性荨麻疹多见于春、夏、秋季温暖季节，常见于儿童及青少年。

丘疹性荨麻疹和荨麻疹是一回事吗？

丘疹性荨麻疹和荨麻疹是不一样的两种疾病。

荨麻疹又称风疙瘩，是一种常见的过敏性皮肤病，主要表现为风团水肿样反应。荨麻疹的皮损会在 24 小时内消退，并且有一会儿起一会儿消下去的表现，消退后不留痕迹，皮损位置不固定。

但丘疹性荨麻疹是被蚊虫叮咬后导致的，因而皮损的位置是固定的，没有被咬的地方就不会出现。

孩子为啥会得丘疹性荨麻疹？

这是因为孩子正在成长发育时期，身体的各个器官功能还没完全发育，皮肤薄嫩，比较敏感。此外，小孩新陈代谢水平比成人高，基础体温偏高，更容易成为蚊虫叮咬的对象。

丘疹性荨麻疹会不会传染？

不会。因为丘疹性荨麻疹主要是蚊虫叮咬引起，那么自然也就说明了这个并不是传染性疾病。不过临床中经常发现一家人同时患病，主要是因为处在相同的环境中，都容易出现被叮咬的情况，只是由于各人敏感程度及肤质不同，丘疹性荨麻疹的轻重表现会有所不同。

▶ 第二讲　丘疹性荨麻疹有什么症状？

 丘疹性荨麻疹和被蚊子咬了有什么不同？

丘疹性荨麻疹的典型皮损为绿豆或稍大的淡红色丘疹，摸起来比较坚硬，顶端常有小水疱，搔抓后呈现风团，就是看起来像肿了一样。水肿反应消退后，偶尔可以看到皮损中间有被叮咬的虫咬点。

 丘疹性荨麻疹和出水痘有什么不同？

丘疹性荨麻疹有时也会出现水疱，不过一般是疙瘩上顶个小水疱，而且不是很多，大多数在四肢等暴露部位。如果全身包括头发里、腋下等不易叮咬部位也出现了较多水疱，要警惕是不是水痘，需要到医院就诊。

▶ 第三讲　孩子得了丘疹性荨麻疹，该怎么治？

 孩子得了丘疹性荨麻疹，要不要送医院？

一般情况下，如果只是四肢出现一些皮损，孩子状态较好，不发热，精神状态好，饮食睡眠状态不受影响，不需要到医院就诊。

如果瘙痒症状明显，外用一些对症止痒的药物、降低环境温度，都可以减轻瘙痒感，局部瘙痒可以用毛巾做冷湿敷。

如果皮损部位明显肿胀或者伴有发烧症状，说明反应比较重，建议到医院就诊。应检测血常规，看是否存在感染问题。

如果出现张力比较大的水疱也要到医院就诊，水疱需要专业处理，避免感染加重引起严重的并发症。

全身（包括头皮）出现大量皮损且伴有多数水疱，这种情况肯定要到医院就诊，确认是丘疹性荨麻疹还是水痘，听取专业医生的建议。

丘疹性荨麻疹怎么治?

因为丘疹性荨麻疹本质就是叮咬之后的一种变态反应，所以对于一部分症状比较严重的孩子，比如水肿反应较重，瘙痒感严重，可以给予口服抗过敏药，减轻水肿反应、对症止痒。抗过敏药一般口服 5～7 天，对孩子不会有影响，家长不用担心。除了口服抗过敏药外，一部分反应比较重的孩子会需要外用激素治疗。

 给孩子外用激素会不会有副作用?

治疗丘疹性荨麻疹往往需要外用激素，1～2 周之内就可以停药了，激素用量很小，基本不会出现副作用。激素一般是长期大量使用才会有明显的副作用，丘疹性荨麻疹的激素治疗远远达不到"大量"和"长期"，所以对于外用激素大家不必"谈激素色变"。

需要提示家长的是，由于孩子年龄小，激素药膏的选用需要非常谨慎，一定要带孩子到医院，让医生为孩子开药，不要擅自到药店购买含有激素的药膏给孩子使用!

 孩子把患处抓破了还能涂药吗? 该怎么处理?

有时候，由于过于瘙痒，孩子会忍不住反复搔抓，局部可能会被抓破，抓破的部位可以抹些夫西地酸乳膏或者莫匹罗星软膏防止继发感染。抓破的伤口不建议包裹得太严实。因为，一方面包裹后容易有汗渍刺激伤口，使伤口更容易继发细菌感染导致病情恶化；另一方面，伤口包裹后不容易观察伤口的愈合情况，伤口如有恶化也不能及时发现。

 天气太热, 伤口感染了, 该怎么办?

如果伤口感染厉害，出现明显的渗出、脓肿甚至是溃疡，还是建议到医院就诊，必要时要口服抗生素治疗。一般只是皮损表面轻微抓破，并不会很深，即使有轻度的伤疤也不必过于担心，这类伤疤多数会随着孩子长大而修复愈合。不过如果感染较重形成较深的溃疡，则容易形成明显的伤疤。如果恰巧伤疤位于比较影响美观的面部等部位，可以酌情用些去疤药。

▶ 第四讲　孩子得了丘疹性荨麻疹，家庭护理怎么做？

 孩子得了丘疹性荨麻疹，"发物"还能吃吗？

丘疹性荨麻疹是由蚊虫叮咬所引起，主要和环境卫生相关，所以和饮食没有直接关系，不用特意忌口。但如果皮损多，瘙痒感明显，还是建议少吃些海鲜、牛肉、羊肉等食物，避免加重痒感，使搔抓加重，病情恶化。

 给孩子喷防蚊花露水，能预防丘疹性荨麻疹吗？

部分市面上用的防蚊花露水里含有避蚊胺或者驱蚊酯等成分，确实能够驱蚊虫，预防丘疹性荨麻疹。但避蚊胺或驱蚊酯等成分，属于微毒产品，使用时一定注意安全，避免接触口眼等部位。

另外，不建议对 3 个月以下的婴幼儿使用花露水，使用时应注意孩子有无过敏反应，一旦发现不良反应要及时停用。

 给孩子预防丘疹性荨麻疹，家长还能做什么？

家长要尽量少带孩子去花草树木多的地方，这些地方蚊虫都比较多；尽量少让孩子接触宠物，避免跳蚤叮咬。

室内需保持干爽清洁，认真搞好环境卫生，保持家居清洁，可适时地喷洒一些杀虫药，尽量多地消灭跳蚤、螨、臭虫等。

被褥及衣物要经常烫洗，避免昆虫、疥螨等隐藏其中。一旦出现丘疹性荨麻疹，尽早用些对症止痒的药物，避免搔抓，防止继发感染。

得了外阴炎，该怎么处理？

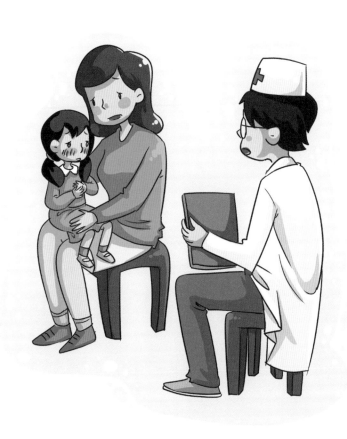

▶ **第一讲　婴幼儿外阴红肿，当心外阴炎**

 什么是外阴炎？

外阴炎，是一个统称，如果外阴部位皮肤黏膜发红，有分泌物，到医院检查的时候，医生通过诊断会告诉你，宝宝得了外阴炎，也有的时候医生通过诊断会说，宝宝得了阴道炎。

 外阴炎和阴道炎，是一回事吗？

其实，这两个疾病是互相影响的。比如宝宝皮肤有湿疹，宝宝搔抓会刺激黏膜，引起阴道口、尿道口黏膜的反应，所以也叫外阴阴道炎。另外，阴道如果有炎症，它的分泌物流出来也可以刺激外阴皮肤和周围的黏膜。所以这两个名词有时候不用刻意细分。

 女宝宝得外阴炎，可能是什么原因？

女宝宝之所以会患上外阴炎，大多数时候是因为出现了细菌感染。这是因为，婴幼儿的外阴发育还不成熟，女宝宝没有小阴唇的遮挡，没有自然屏蔽功能，细菌容易侵入。而且，女宝宝体内雌激素水平低、上皮薄，糖原分泌不足，阴道无法维持正常的平衡状态。阴道 pH 值改变了，细菌也就容易"乘虚而入"。

当然了，这也与不健康的生活习惯有关。比如，一些地方卫生条件不太好，家长还喜欢给孩子穿开裆裤，女宝宝如果爱穿着开裆裤坐在地上，接触到细菌，就可能引起外阴炎。

此外，先天性畸形、创伤或其他皮肤病等，也会引起宝宝妇科病。

▶ 第二讲　婴幼儿外阴炎，该怎么治？

 宝宝出现哪些症状，可能是得了外阴炎？

如果宝宝患上外阴炎，可能会因为年龄太小而无法用语言表达，只会用哭闹来提示爸妈。所以，爸妈要观察：宝宝是不是出现烦躁和爱哭闹的表现？是不是经常抓挠自己的阴部？

爸妈还可以观察宝宝内裤里的分泌物。如果分泌物增多，呈秽性（如黄色、黏稠，或较稀），就更要引起注意，建议把宝宝的分泌物带到医院检验。

有的婴幼儿得了外阴炎时还会伴有泌尿系统感染，宝宝可能出现尿频、尿急、尿痛等现象。爸妈可以观察宝宝尿尿时是否变细或者分叉，如果有，也可能说明外阴有感染问题。

 孩子外阴炎，到医院就诊该挂哪个科室的号呢？

有的医院看外阴炎症的疾病是在皮肤科，有的医院是在中医科或者泌尿外科，所以爸妈需要到医院咨询一下挂哪个科，不同的医院对应不同的科室。

 诊断是不是外阴炎，要做什么检查呢？

到了对应的科室之后，医生会先咨询病史，然后会给孩子做一个分泌物的检查，如果孩子尿尿不舒服的话，还要做尿常规检查。根据孩子不同的情况，医生会进行不同的诊断。

 用棉签给孩子取分泌物，会不会对孩子造成什么损伤？

在取外阴分泌物的时候，医生会用一根很细的棉签，在阴道口稍微停留一下。家长可能会担心这么做会不会损伤孩子，比如说会不会影响处女膜。这些事情，爸妈完全不用担心，棉签只是在阴道口外停留一会儿，吸取分泌物做检查，是不会损伤孩子的。

▶ 第三讲 婴幼儿外阴炎，要怎么预防？

 防治外阴炎，家长能做什么？

除了找对医生，家长一定要学会给孩子清洗外阴。因为外阴前面有尿道口，后面有肛门，还有生殖器官，也就是阴道。外阴阴道炎，更多是清洁不够引起的，所以，家长一定要做好婴幼儿外阴的清洁。

 家长如何给孩子清洗外阴？

家长洗手后，要用手指肚轻轻地捋着孩子外阴的皮肤和黏膜来进行清洗。

家长最好是一个人抱着婴儿，一个人用流动的水，用手指头轻轻地捋着外阴洗，千万不能只用细细的水流冲，那样是洗不干净的。外阴洗不干净，造成分泌物的堆积，就会刺激皮肤黏膜，容易造成病原菌的入侵而引起孩子外阴的疾病。

 为什么孩子的外阴炎总是反复发作？

（1）发现得晚，延误治疗

由于孩子年龄小，发病初期，孩子不能及时、清楚地向家长表达自己的不适，等到家长发现孩子老是搔抓、摩擦会阴，或内裤上有分泌物、外阴发红时，往往已经错过了治疗的最好时机。

（2）病原体复杂多变

婴幼儿外阴阴道炎的致病病原体多种多样，有大肠杆菌、链球菌、葡萄球菌、变形杆菌等，也有少数为淋球菌、支原体、真菌感染。令人头痛的是，婴幼儿外阴阴道炎常常合并两种或两种以上病原体感染。当针对一种病原体进行治疗时，可能对另一种病原体的控制效果不好，导致难以治愈。

（3）孩子小，很难选择治疗药物

在选择敏感抗菌药物时，儿童有许多禁忌，比如喹诺酮类药物对骨骼发育可能存在影响，氨基糖苷类药物具有耳毒性和肾毒性等，所以，许多药物不能给幼儿使用。

同时，由于细菌培养的分泌物取材不能直接在儿童阴道进行，阴道口的分泌物又很容易受体表病菌污染，因而细菌培养结果的参考意义有限，这也在一定程度上加大了临床治疗的难度。

（4）外洗治疗也不容易

成年女性的阴道炎，采取适当的药物冲洗阴道，使病菌和分泌物充分排出，对疾病的治愈至关重要。但儿童外阴阴道炎，却很难做到这一点。

此外，目前市场上妇科常用的外洗药物，所配套的冲洗管都是成人用的，没有适合儿童使用的小型冲洗管。

（5）宝宝还可能因各种原因，合并其他的疾病

有文献报道，一个患儿玩耍时，一粒黄豆不慎进入阴道，由于阴道异物的存在，外阴阴道炎长期不愈，后经直肠触诊，发现并取出了异物后，外阴阴道炎才得到根治。

另外也有报道，一个患儿因蛲虫感染，晚上肛门括约肌松弛，蛲虫爬出肛门，钻入阴道，致使外阴阴道炎长期不愈，后经驱虫治疗，顽疾才得以治愈。

上面这几点都可能是造成婴幼儿外阴阴道炎很难治愈、经常反复的原因。所以，家长一定要找医生，配合医生进行检查，耐心细致地找出原因，并配合医生进行治疗。

尿线改变，当心外阴粘连

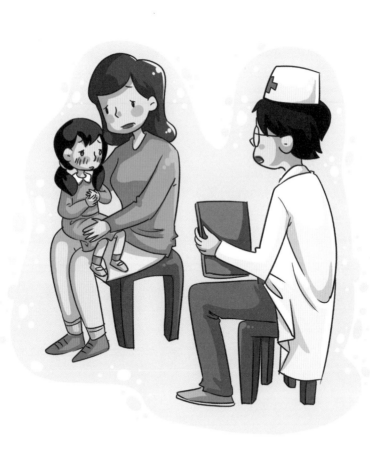

▶ **第一讲　外阴粘连是怎么回事?**

 外阴粘连是怎么回事?

外阴粘连常见于婴幼儿,3 个月～3 岁高发。临床检出率为 1.8%～4.4%。多数患儿缺乏典型临床症状而偶然被发现,或者因尿滞留、泌尿系统感染、尿流改变或局部疼痛就诊时发现。主要表现为小阴唇之间形成一层无血管透明膜或膜状粘连线,遮蔽部分或全部阴道口和 / 或尿道口。

目前,国内仍有部分儿科临床医生对小阴唇粘连认识不足,家长知晓率较低,导致粘连发生甚至加重。

 孩子尿不出来,有可能是外阴粘连吗?

外阴粘连分为轻度和重度的情况,家长要细心观察孩子的症状来进行分辨。轻度粘连指小阴唇上部、中间或下部粘连,阴道口和 / 或尿道口不能完全暴露。对于这种情况的判断,家长可以在每日清洗外阴时先轻轻分开大阴唇,暴露小阴唇及其中间部位,注意观察小阴唇有无粘连及改变情况。

当出现以下临床症状,如排尿异常(尿频、溢尿、尿流改变、排尿困难、排尿疼痛)、分泌物增多等时,家长要警惕孩子的粘连是否转为重度,是否需要进入治疗程序。

 外阴粘连与哪些因素有关?

目前认为外阴粘连的发病有如下几个方面的原因。

① 与体内低雌激素水平有关。有研究显示,女宝宝出生后至 3 个月龄时雌激素水平下降至不足出生时的 1/33,外阴阴道上皮细胞内缺乏糖原,阴道 pH 值较高,局部抵抗力下降,易被外界病原微生物感染,引起外阴炎症充血渗出,导致粘连。

② 长期使用纸尿裤且更换不及时，使局部皮肤处湿度、温度增加，微生物易繁殖，氨产生量增加，阴唇上皮细胞损伤、脱落而增加感染机会。

③ 健康教育缺乏、护理不当也是其影响因素。

 如何正确使用纸尿裤保护女宝宝的外阴？

纸尿裤能够很好地保护宝宝的外阴，减少疾病的发生，但是使用的方法要正确。比如，给孩子选的纸尿裤的型号要合适，不能过松或者过紧；不要长时间不更换纸尿裤，特别是孩子排便以后，一定要及时更换；夏天的时候可以选择薄一些的纸尿裤，冬天再换上稍微厚一点的。

▶ **第二讲 外阴粘连，该怎么处理？**

 外阴粘连，该怎么处理？

粘连情况不是特别严重的时候，家长可以采取护理的方式，清洗外阴时先使用清水冲洗，然后用清洁的手指或湿棉签在大小阴唇之间进行清洗。

清洗后宜涂抹少许凡士林或消毒后的植物油。注意涂抹位置包括大小阴唇之间及小阴唇上下阴唇系带附近。同时建议前往医院积极治疗局部炎症，进行局部分泌物清洁度及病原体检测，并进行尿常规检测。

局部炎症可以用金霉素或红霉素软膏，每日 2 次；也可用复方制剂（含抗生素及激素），抗感染药物包括抗细菌及真菌（念珠菌）药物。

 重度外阴粘连怎么办？

重度外阴粘连指两侧小阴唇完全粘连在一起，中间形成膜状粘连线，膜中间或可见小孔，阴道口、尿道口完全不能暴露。这种时候需要到医院听取医生的建议，可能进行药物治疗，也可能进行阴唇粘连松解手术。

外阴粘连怎么预防?

孩子出生之后就要清洗外阴，不要因为担心害怕而不敢给孩子清洗干净。

宝宝生后 1 周开始清理外阴胎脂，并进行局部的清洗。清洗应包括大阴唇与小阴唇之间及阴唇系带部分。可以使用清水或植物油清理胎脂，上下阴唇系带处使用少许医用凡士林防止粘连。

外阴清洗每日 1 ～ 2 次，避免过度清洗。幼儿期清洗外阴时同样要适度暴露小阴唇，以便观察局部改变。

如果发现孩子出现了炎症，家长应积极地带孩子到医院进行治疗。

要给宝宝选择合适的护臀霜，不要刺激性太强的。也不要过于黏稠的。护臀霜选择得不合适也可能刺激外阴的皮肤和黏膜，引发疾病。

男孩子包皮的那些事儿

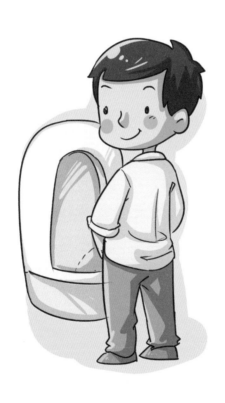

▶ **第一讲 人们常说的包皮和包茎是一回事吗?**

 什么是包皮?

包皮是指覆盖在阴茎头处的皮肤,分为内外两层,分别称之为包皮内板和包皮外板。

 什么是包茎?

包茎是指包皮较长,包绕阴茎头使龟头及尿道外口不能显露。它包括两个要点,一是包皮长,二是包皮口太小,不能上翻显露尿道口及龟头。

 包茎的症状是什么?

包皮口狭小,呈针孔样,可引起不同程度的排尿困难,尿流缓慢、细小,排尿时包皮膨起,长期排尿困难可引起脱肛等并发症。尿积留于包皮囊内经常刺激包皮及阴茎头,促使其产生分泌物及表皮脱落,形成过多的包皮垢,严重者可引起包皮和阴茎头溃疡或结石形成。积聚的包皮垢呈乳白色豆腐渣样,从狭小的包皮口排出。有的包皮垢如黄豆大小,堆积于阴茎头的冠状沟处,隔着包皮可见略呈白色的小肿块,常被家长误认为是肿瘤而就诊。包皮垢存留,尿液排出不畅,容易发生包皮阴茎头炎。发生包皮阴茎头炎症时包皮口红肿,有脓性分泌物。

 包皮多长就是包皮过长?

包皮超越了冠状沟,覆盖部分龟头或者全部龟头甚至尿道口,就认为包皮长度过长。

 包皮过长就是包茎吗?

一般来说,包皮过长与包茎不是一个概念。包皮过长是指包皮较长,包绕阴茎头，但包皮口不小，所以能够上翻显露整个阴茎头；包茎是指包皮不但长，而且包皮口狭小，不能上翻显露尿道口及龟头。

▷ 第二讲 家长如何判断孩子需要做包皮手术？

 ### 什么情况下需要做包皮环切？

包皮环切有两个确定的适应证：一是包皮口有纤维性狭窄环；二是反复发作阴茎头包皮炎。对于5岁以后的孩子，包皮口狭窄，需根据患儿具体病情及家长的要求来决定是否接受包皮环切术。

单纯的包皮过长是指包皮能够翻上去显露整个龟头（冠状沟），这种情况不会引起不适，也不会影响阴茎发育，不一定必须手术。

 ### 包茎一定要做手术吗？

不一定。只有当包皮口有纤维性狭窄环，反复发作阴茎头包皮炎或者经常有排尿困难、尿频、尿急等不适，才需要手术治疗。当然，5岁以上的孩子如果仍有包茎，也可以根据具体情况选择手术治疗。

 ### 包茎手术什么年龄可以做？

小儿割包皮其实没有一个固定的最佳手术年龄，也可以说这是一个认识和观念的问题。在国外好多国家，男宝宝生下来就建议手术，说明包茎手术任何年龄都可以实行，但国内没有这个传统和习惯。一般没什么特殊情况，不建议3岁前手术，因为孩子比较小，术后护理起来比较麻烦。当然，如果反复感染发炎，甚至形成了瘢痕性包茎，可酌情提前手术。

一旦确诊要做包茎手术，需要哪些准备？

第一，全身准备，不能有感冒发烧等全身性疾病。

第二，局部准备，手术不能在包皮红肿、发炎时进行。

▶ 第三讲　和包皮手术有关的那些问题

 包皮手术怎么做？

小孩包皮手术一般是选择包皮环切术，就是消毒后，环形地把多余的狭窄包皮切掉，术中一般用电刀，出血不多，用可吸收线缝合，术后只需按时消毒上药，不需要拆线，多数两三周线头就可以吸收脱落，伤口就可以愈合。配合度高的大孩子可以选择在局部麻醉下手术，对感到害怕、不配合的小宝宝需要全身麻醉。

 包皮手术会不会影响孩子的生殖功能？

当然不会！包皮手术不但能够让孩子做到清洁卫生，避免包皮炎症，而且对阴茎的发育也有好处。

 家长术后护理有哪些注意事项？

一是按时消毒上药，二是保持伤口清洁干燥，三是避免剧烈运动，四是发现异常及时就医。

 术后多长时间可以出去运动？

一般术后1周就可以逐步恢复运动了，当然每个孩子的恢复情况、阴茎头的敏感度不一样，所以术后开始运动的时间也不一样。运动应由少到多逐步恢复，刚开始运动时尽量穿宽松的裤子。

日常如何护理男孩?

（1）日常清洁

男孩也要注意清洁卫生，每天最好把包皮轻轻撸起来用清水冲洗，清洁干净后将包皮还原，注意不要用香皂、沐浴露等清洁。

（2）翻包皮上药

翻包皮的具体方法是让孩子躺下，放松，家长用大拇指、示指和中指握住包皮，然后轻轻地向根部翻，手法要轻柔，逐渐加力，能看到包皮口扩大就证明翻得有效果了。翻开的包皮一般都会出现包皮红肿痛甚至少量渗血等症状，这是正常反应，家长不要着急，外涂金霉素眼膏即可。

翻包皮注意要循序渐进，不要一下翻太多，否则会损伤包皮。切记翻完之后一定要将包皮复原，如果包皮卡到冠状沟的地方，会出现包茎嵌顿，应该及时来医院就诊。

孩子肚子突然鼓个包，
这是什么？

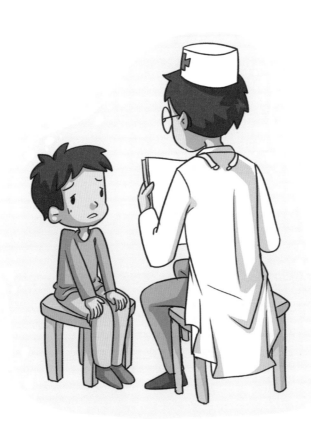

▶ 第一讲 孩子肚子上鼓个包，这是什么？

 什么是疝气？

体内某个器官或组织离开其正常解剖位置，通过先天或后天形成的薄弱点、缺损或孔隙进入另一部位，就是疝。全身各个系统都有可能发生疝，而腹部发生疝的概率最高。儿童的腹部疝绝大多数是先天因素造成的，最常见的就是腹股沟斜疝和脐疝。

 为什么孩子更容易得疝气？

俗称的"小儿疝气"，其实就是腹股沟斜疝，是儿童最常见的一种疾病，发病率高达4.4%，早产儿有16%～25%的概率。其中，男孩的发病率是女孩的3～10倍，右侧多发。胚胎发育过程中，男孩的睾丸或者女孩的圆韧带从腹腔下降至阴囊或大阴唇，随其下降的腹膜在腹股沟区形成一个鞘状突，多数儿童出生时鞘状突就闭合了，少数的还保持开放。

所以如果腹压增大，腹腔脏器就可以通过这个先天的通道进入腹股沟，形成腹股沟斜疝。而进入最多的就是肠管，因为有气体的存在，还能听到"咕噜"声，俗称为"疝气"。

脐疝位于肚脐，由于白线在脐部没有完全闭合，形成一个先天缺损，腹腔脏器突出就会形成脐疝。

 小儿疝气主要有哪些症状？

疝气最常见的症状是在腹股沟区或阴囊内出现一个可复性囊性肿块。当患儿腹压增加时，如孩子哭闹、便秘，肿块就会出现，孩子安静或平卧后肿块会消失。

少数疝气第一次出现就发生嵌顿，即包块被卡着，不能复位。嵌顿时，包块的张力会很高、变硬，孩子会哭闹、烦躁不安，不让家长触碰。如果包块卡着的时间很长，导致肠缺血坏死，孩子会出现腹痛、恶心、呕吐、发烧等症状。

▶ **第二讲　疝气可以预防吗？出现疝气怎么办？**

 疝气可以预防吗？

家长可以做以下的预防措施：

① 婴儿期不要将孩子的腹部裹得太紧，以免加重腹内压力。

② 给孩子吃易消化和富含纤维素的食品，以保持大便通畅；孩子大便干燥时，应采取通便措施，不要让孩子用力解大便增加腹压。

③ 避免长期慢性咳嗽，疝气多发生于 2 岁前，家长要经常注意观察孩子的腹股沟部或阴囊是否有包块，有疑问时尽快询问医生。

④ 女孩的父母更要提高警惕，因为女孩疝气常由卵巢、输卵管进入疝囊，如果发生嵌顿就有切除的风险。

 孩子出现疝气时，家长可以做些什么？

一般情况下，孩子出现疝气是腹压增高的活动引起的。家长应该及时让孩子停下一切继续增加腹压的动作，如安抚孩子的情绪、结束排便等，同时让孩子平躺，孩子平躺后肿物大多数情况下会消失。

如果躺下后肿物不消失，那么就可能发生了疝嵌顿，疝出的内容物不能自行回纳，超过 12 小时就有发生肠管坏死和穿孔的可能。因此，一旦孩子平躺后鼓出的小包没有消失，家长就要带孩子尽快就医。要提醒家长的是，不建议家长自行用手推回，以免操作不当，伤害孩子的内脏。

▶ **第三讲　疝气有哪些治疗方法？**

宝宝得了疝气，是不是必须手术呢？保守治疗可以吗？

保守治疗是可以的，但有一定的条件。6 个月以内的腹股沟斜疝和 2 岁以内的脐疝有自愈可能，因此在年龄方面，建议进行密切的临床观察，可以采取保守治疗，比如使用疝气带。同时应尽量减少宝宝哭闹、咳嗽、便秘等导致腹压增高的行为。如果发现宝宝哭闹不止，而疝块不能消失，那么可能发生了嵌顿，应立即送急诊就诊。

目前临床认为，6 个月以上的腹股沟斜疝和 2 岁以上的脐疝无法自愈，应进行手术治疗。但年龄并不是绝对因素，也要结合患儿的自身情况而定。比如患儿不满 1 周岁，但腹股沟疝很大或是反复出现嵌顿，保守治疗的危险增大，也应该及时进行手术治疗；超过 1 周岁但体质虚弱，同时疝不大的情况下，也可在年龄稍大时再进行手术，以降低麻醉和手术风险。

 小儿疝气手术具体怎么做？

目前国际公认腹腔镜手术是治疗腹股沟斜疝的首选方式。它的优点是微创，表现为伤口美观、术后腹股沟和阴囊水肿和血肿少、术后恢复快、复发率低。

 小儿疝气手术会不会影响孩子生殖功能？

很多家长会担心，做小儿疝气手术会不会影响孩子的生殖功能？答案是不会的。疝气手术会避开输精管等部位，进行高位结扎，因此不会对生殖功能有影响。

 治疗疝气是否有最佳时间？

除了上面提到的年龄因素，目前的观点是腹股沟斜疝确诊后即需手术，避免发生嵌顿。发生嵌顿后容易造成疝内容物的坏死，会对孩子造成更大的伤害。当然，疝气手术是一种择期手术，需要根据家长自己的时间和孩子的病症程度来安排。

▶ **第四讲　疝气手术后，家长怎么护理？**

 疝气手术后，如何给孩子护理伤口？

在术后麻醉苏醒期，孩子会出现不同程度的烦躁，可酌情使用镇痛药和镇静药，让孩子安静入睡。家长要特别注意保护好伤口，尤其是婴幼儿，不要让孩子将覆盖在伤口上的纱布抓掉，更要小心避免大小便弄脏纱布面，污染伤口，造成伤口感染、化脓。手术后 6 小时可以吃东西，如果疼痛不明显就可以下地活动，术后 12 小时就可以正常饮食了。

 家长术后护理孩子有哪些注意事项？

孩子出院以后，家长在家里也要细心护理孩子。孩子术后可以正常地学习、生活，但要避免剧烈的体育运动。

术后第 3 天需要到医院复查换药，查看伤口有无感染。建议术后 1 个月都不要进行剧烈运动，多吃助消化的食物预防便秘，避免持续地咳嗽。

手术后 1 周和 1 个月都需要到医院复查，如果伤口没有感染，洗澡等日常活动都是可以正常进行的。

 做完疝气手术是否就痊愈了？会复发吗？

任何手术都是有风险的，只是风险大小不同而已。小儿疝气手术的风险主要是术后复发。术后组织愈合需要时间，术后 1 周最关键，但术后 1 个月内都要尽量避免孩子腹腔内压力增高，应减少蹦跳、哭闹，避免便秘、咳嗽等。但家长也不用过于担心，小儿疝气手术的复发率很低，国内文献统计术后复发率约 1%，而腹腔镜手术的复发率更低。因此，给孩子做好术后护理，孩子就能好得更快。

孩子得了阑尾炎，怎么办？

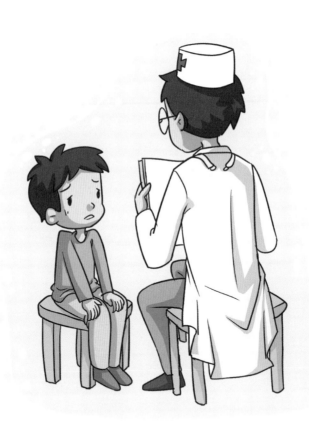

▶ **第一讲　什么是阑尾炎？**

 什么是阑尾炎？

结肠与小肠相接的部分是盲肠，盲肠的后内侧延伸出一个"小尾巴"，就是阑尾，直接开口于盲肠，平均长度 8cm，直径小于 1cm。阑尾的位置因人而异，可伸向腹腔的任何方位，目前对阑尾功能的研究还不完全清楚。

 是不是孩子更容易得阑尾炎？

急性阑尾炎是最多见的小儿外科急腹症，发病率约为 1：1000，最常见于 6～10 岁，年龄越小发病率越低，小于 1 岁的仅占 1%，新生儿罕见。男孩多于女孩，其比值为 3：2。

 阑尾炎是怎么引起的？

阑尾炎是由多种原因共同引起的疾病。首先是因为阑尾腔梗阻，最常见的是粪石，造成阑尾壁细菌感染，最终导致阑尾炎发生。阑尾炎多急性发病，可以分为单纯性阑尾炎、化脓性阑尾炎、坏疽性阑尾炎、阑尾脓肿与腹膜炎。

 急性阑尾炎会有哪些危害？

急性阑尾炎占小儿急腹症的 25%。随着医疗水平的提高，目前的治疗效果很好，但依然有死亡病例报告。如果急性阑尾炎未能及早诊断和治疗，发生阑尾化脓、坏疽穿孔，会引起弥漫性腹膜炎、肠梗阻、败血症或者死亡等严重合并症。

▶ 第二讲　家长怎么判断孩子是不是阑尾炎？

 孩子得了阑尾炎，有哪些症状？

① 右下腹痛。大孩子一般开始是突发脐周疼，6 ～ 7 小时后转移到右下腹，并固定在右下腹，表现为持续性钝痛。

婴幼儿出现烦躁不安、哭闹、拒按腹部、不愿活动，说明是有腹痛。

② 发烧。腹痛出现后发烧，一般在 38.5℃左右，若超过 39℃可发生坏死或穿孔。

③ 呕吐。多见于发病初期，由于反射性胃痉挛，发生恶心、呕吐。

④ 腹胀。如果在病程中，孩子突然觉得腹痛减轻，而腹部压痛及腹肌抵抗或紧张，并出现腹胀，极有可能是阑尾穿孔。

 家长如何判断孩子是阑尾炎？

首先还是根据孩子有没有前面提到的那些症状，其次家长可观察孩子的步态，一般孩子会猫着腰走路，不愿意直腰。当然，家长可以初步判断，最好还是马上来医院就诊，以免误诊和漏诊。

▶ 第三讲　孩子得了阑尾炎，一定要手术吗？

 孩子得了阑尾炎该如何治疗？

如果怀疑得了阑尾炎来医院就诊，医生首先会根据症状和查体进行初步判断，然后进行一些辅助检查，比如血常规、腹部 B 超。如果孩子发病时间不到 8 小时，症状不典型，可能会先给予抗感染治疗，根据病情变化再决定进一步治疗方案。如果孩子的症状典型，明确诊断为急性阑尾炎，医生通常的建议都是手术切除阑尾。

阑尾炎手术是小手术吗？对孩子有什么影响？

阑尾炎是急腹症，治疗原则是早期诊断，尽快手术。因为早期的阑尾炎，炎症较轻，手术操作较容易。复杂阑尾炎，炎症较重，粘连厉害，特别是如果形成阑尾周围脓肿以后再手术，不仅手术很困难、手术时间长，而且创伤也大，恢复慢，并发症很多。因此，绝不能认为阑尾切除术是小手术，必须予以重视，以提高治疗效果，避免或减少术后并发症和后遗症的发生。

 给孩子做手术打麻药，会不会影响孩子的智力？

儿童手术的麻醉药剂量是与孩子的体重和手术时间长短相关的，只要孩子对麻醉药不过敏，阑尾手术的麻醉不会对孩子造成危害。

 能不能事先切除阑尾，避免阑尾炎？

目前对阑尾功能的研究还不完全清楚，但不能为了避免得阑尾炎而事先切除阑尾。

▶ **第四讲　做完阑尾炎手术，如何护理孩子？**

 孩子做完阑尾炎手术，要注意什么？

在麻醉的苏醒期，孩子有不同程度的烦躁，可酌情使用镇痛剂和镇静剂，让孩子安静地入睡，同时要保护好伤口，尤其是婴幼儿。不要让孩子将覆盖在伤口上的纱布抓掉，更不能因大小便弄脏纱布，引起伤口感染、化脓。

 在饮食、运动方面，应该注意什么？

单纯性阑尾炎术后 6 小时就可以进食水，化脓或穿孔性阑尾炎术后一般 1～2 天就

可以进食水。一般鼓励术后 6 小时就让孩子下地适当地活动，以促进肠功能的恢复。

 阑尾炎手术后孩子肚子疼怎么办？

阑尾炎手术后，伤口是会有一定疼痛的。但因现在切除阑尾都是腹腔镜的微创手术，所以手术后的伤口很小，术后伤口的疼痛，家长不用过分地担心，孩子一般都能够耐受。

 出院后，家长如何护理阑尾炎手术后的孩子？

出院后，术后 3 天和术后 1 周需要给伤口换药，以清淡饮食为主，避免剧烈的体育运动。随着医疗技术的进步，目前常规使用腹腔镜微创手术治疗阑尾炎，手术操作的时间短，手术的伤口也小，所以孩子术后恢复较传统的开腹手术要快很多。

传统的手术后需要孩子排气、排便以后才能进食水，目前使用的腹腔镜手术对孩子的干扰比较小，已经不再遵循传统的禁食水观念。同时由于伤口小，手术后孩子肚子疼的概率很低，手术后残留感染的概率也低。以前常见的开腹手术后的并发症，如伤口感染、伤口疼痛不能下地、术后腹腔的残留感染等情况在腹腔镜阑尾炎手术后发生的概率较低，因此不会影响孩子的学习，孩子在家休养所需的时间也较之以前更短。

长牙期的护牙知识，家长都该知道！

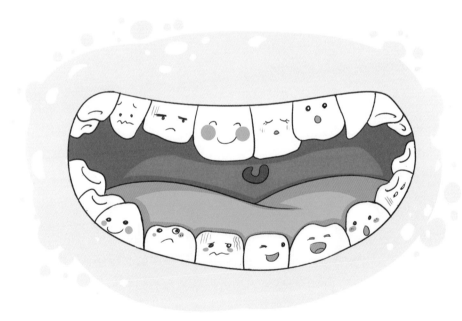

▶ 第一讲　长牙晚，是不是不正常？

 孩子的正常出牙时间是什么时候？

通常情况下，大多数婴儿在 6 个月左右萌出第 1 颗乳牙，之后其他的牙齿陆续萌出，至 2 岁半左右 20 颗乳牙基本萌出完毕。

 孩子出牙时间比正常早/晚，是不是不正常？

孩子出牙的初始时间或早或晚，10 个月没出牙和 6 个月出 8 颗牙都是正常现象。孩子 1 岁以内开始萌出第 1 颗乳牙，3 岁以内 20 颗乳牙萌出完毕，都属于正常的生长发育，家长无须担心。实际上，出牙时间的早晚与遗传、孩子的辅食喂养情况有关。

 孩子出牙晚，是不是因为缺钙？要不要补钙？

出牙时间的早晚与遗传有关，与孩子的辅食喂养情况有关。特别是辅食喂养，很多家长会觉得孩子没有长牙，所以只给孩子吃奶、米糊、稀粥之类的流食。实际上家长应该适当地给孩子吃一些苹果、梨、手指饼干等稍微坚硬的食物，这样可以刺激牙龈，有助于乳牙穿透牙龈黏膜而迅速萌出。此外，通过咀嚼，孩子的颌骨和牙床也可以得到更好的发育。

但是也有一些需要家长注意的情况。因为佝偻病、营养不良、呆小症等疾病可能会导致孩子出牙延缓或者牙质欠佳。因此，家长要随时观察孩子的出牙时间及牙齿健康状况。如果足月生的婴儿，牙齿初始萌出时间早于 3 个月，要注意牙冠的颜色、质地是否正常，比如是否有黄白斑块或者缺损，牙齿是否松动明显，如果有这种情况就需要及时就医。如果足月出生的宝宝到 1 岁的时候还没有长牙，在排除诞生牙早失、先天缺牙的情况下，需要检查婴儿是否严重缺钙有佝偻病，或者有碱性磷酸酶血症、甲状腺功能低下等病症。

如果孩子长到 3 岁，口腔内的牙齿数量不足 20 颗，那么说明孩子可能有乳牙迟萌、融合牙或者先天缺牙的可能，这种情况下也需要前往医院的口腔科进行检查和确诊。

孩子出牙时，能不能给孩子用磨牙棒？

牙齿的萌出是正常的生理现象，有些孩子出牙时，会出现暂时性的口水增多、睡眠不安、哭闹、烦躁不安的现象，这些都是孩子出牙时的正常生理现象，不需要特别的处理，在牙齿萌出之后就会好转或消失。家长可以给孩子卫生安全的磨牙咬胶和磨牙饼干，摩擦和刺激牙龈，帮助孩子减轻牙床不适感，有助于牙齿萌出。

躺着喝奶会不会对牙龈造成影响，比如形成"地包天"？

有些家长担心孩子躺着喝奶会形成"地包天"，也就是下兜齿。其实并不是躺着喝奶的孩子都会形成下兜牙，"地包天"的形成除了遗传因素，与孩子口腔肌肉力量、舌体位置及喂养角度有很大的关系。孩子躺着喝奶时，因为口内肌肉力量和舌体位置的差异，有力量的孩子吸吮后奶液可以顺利吞咽，而有些孩子的力量不足，就需要下巴前伸才可以兜住奶液不流出。久而久之，下巴反复前伸，就形成了功能性的"地包天"。另外，如果奶嘴过于倾斜靠近面上部，也就是鼻子一侧，也容易诱导婴儿的下颌前伸去追奶嘴。这两种情况时间久了都容易形成"地包天"。

所以，在不能估测孩子口腔肌肉力量和进食中舌体位置的前提下，合理的喂养角度很重要。家长在给孩子用奶瓶喂奶的时候，要注意奶嘴不过度上压或下压。如果出现孩子躺着喝奶时下巴明显前伸的现象，要及时纠正姿势，让孩子头部与地面保持斜 45° 以上，在孩子形成习惯前，可以比较明显地改善下巴前伸的程度。另外，有的孩子大一些之后会有吸吮手指的需求，家长应注意随时纠正孩子吸吮手指，长期吸吮手指也会影响孩子口腔和颌骨发育。

▶ **第二讲　长牙过程中，如何预防龋齿？**

 奶瓶喂养的孩子，更容易得龋齿吗？

"奶瓶龋"泛指 2 岁以内以喝奶为主的孩子所患的龋齿，多发于上前牙区域，涉及相邻多颗牙齿。由于乳牙的硬度及耐腐蚀能力比恒牙弱，萌出早期，硬度往往更弱，所以一旦出现奶瓶龋，往往会快速发展，几个月内可出现牙面广泛的损坏和脱落，还可能造成牙髓感染、根尖周感染、牙龈脓肿甚至颌面部间隙感染，最严重的，还有可能会对对应替换恒牙发育造成不良影响。"奶瓶龋"的危害很大，所以如果家长发现孩子的牙齿上出现了黑斑或者黄斑，以及出现奶垢沉积的情况，就必须重视起来，寻找和纠正不良喂养习惯，并积极管理和加强口腔卫生，必要时给予有效治疗，避免严重的危害出现。

 "喂夜奶"是不是更容易得龋齿？

"喝夜奶"是造成"奶瓶龋"的致病因素之一，但不是每一个喝夜奶的孩子都会患"奶瓶龋"。所以了解"奶瓶龋"的形成机制，有助于进行有效预防。

孩子的喂养习惯中，过度频繁地喝奶；每次喝奶时间过长；喝奶后，喜欢含着奶嘴或者乳头入睡，造成奶液在牙面上滞留过久；情绪不佳时用奶瓶或乳头抚慰，造成口内有奶液存留，这些情况都和奶液长时间或者频繁地与牙齿接触有关。所以，无论奶瓶喂养还是母乳喂养，一旦有以上因素出现，就容易造成"奶瓶龋"。

近十几年，母乳喂养的概率显著提高，但我国很多年轻妈妈产假普遍只有 4～5 个月。妈妈开始上班后，母乳喂养时间多为晚上下班后及夜间，为了弥补白天的不足，频繁多次地喂奶及孩子夜间含乳入睡的情况也就多发，也因为这些客观情况，造成了"奶瓶龋"的高发。

家长怎么做才能帮孩子预防龋齿？

第一，要规律进食，进食时专注不拖延，进食后漱口或喂清水，最大限度地减少食物与牙齿接触的时间。

第二，要选择健康的零食，如可生食的蔬菜、水果、坚果，尽量不选择糖果、淀粉类含糖食物、软饮料。孩子长出第 1 颗乳牙后，家长就应开始为孩子刷牙。3 岁以下可用清水刷牙，3 岁以上可选用儿童含氟牙膏。根据辅食食用情况，一岁到一岁半停止夜间进食，以维持睡前刷牙的效果。

第三，2 岁以上幼儿可定期涂氟，磨牙萌出后如果窝沟深，可以做窝沟封闭预防窝沟龋。最重要的一点是，家长要做好榜样。

 乳牙出现龋齿，能不能不处理直接等换牙？

不能。孩子换牙期间，除了及时拔除滞留乳牙，避免新牙异位萌出，还需要定期检查口内并存的乳恒牙有没有龋齿需要充填修复。有些家长可能认为乳牙总是要掉的，所以有龋齿也没关系。实际上，乳牙严重的龋坏或者缺失会导致将来恒牙的替换异常。因此，乳牙的龋坏也要进行修复。

▶ 第三讲　护牙得先学会刷牙

 孩子多大开始需要刷牙？

孩子的口腔清洁非常重要。婴儿未萌出牙齿前，家长每天可以用软纱布蘸温开水，在喂奶后擦拭孩子的牙床及牙床与脸颊口唇、舌头衔接的那些皱褶，清除奶垢。

孩子前面的上下 8 颗牙齿萌出后，家长可以用手指套牙刷蘸温开水，每天早晚给孩子刷牙，以每个牙面的中心点为圆心画圈刷牙，有效清洁牙面及牙面与牙龈衔接的牙龈边缘。

孩子长出乳磨牙以后，尽量换用小头带刷柄的适合 1 ～ 2 岁孩子的牙刷，刷毛中软程度，刷磨牙侧面时，方法和门牙一样；刷上下牙齿的咬合面时，可以前后推拉，每两颗磨牙咬合面一起清洁。需要注意的是，孩子牙齿出齐以后，每次刷牙需要 3 分钟。

 如何帮孩子正确刷牙？选用电动牙刷行不行？

刷牙属于比较精细的工作，但是孩子的精细运动在 7 岁之前还达不到把牙齿清洁干净的水平，因此建议家长帮助孩子刷牙一直到 7 岁，之后再让孩子在家长监督检查下逐渐过渡到自己完成。在孩子不会漱口时，尽量选用可以吞咽的婴儿牙膏，每次挤出白米粒大小用量。孩子学会漱口后，非高氟地区可选用儿童含氟牙膏刷牙。

现在市面上也有适用于儿童的电动牙刷售卖，电动牙刷的清洁效率会更高，但是如果孩子太小使用电动牙刷的话，容易损伤到牙齿和牙龈，建议 4 岁以上儿童可由家长协助使用。

▶ 第四讲　换牙时该注意什么？

 孩子一般在什么时候开始换牙？

大多数孩子在 5 岁半左右开始进入替牙期，替牙阶段持续 6 年左右，20 颗乳牙按从前到后，先下后上，依次左右成对替换。

 孩子迟迟不换牙，是什么原因？

换牙的时间和出牙一样，婴儿期出牙早的孩子，换牙时间相对早；出牙晚的孩子，换牙时间会相应延后。如果过了 7 岁半，仍没有开始替换牙齿，就需要就医检查是否有恒牙迟萌或者缺失的情况。门诊上也经常见到长着双层牙来就诊的孩子，就是乳牙还没有脱落，对应的恒牙已经萌出，造成恒牙错位的情况，这就需要及时拔掉乳牙，避免影响恒牙正常就位。

换牙期间，家长应该注意什么？

进入替牙阶段的儿童，在牙齿没有出现任何不适的情况下，也需要每半年做一次常规口腔检查，及时发现和干预有可能影响牙颌健康的因素。家长也需要关注孩子有无会造成咬合异常的不良习惯，如果有就需要进行早期干预。

换牙的时候需要注意，除了正确饮食之外，还要避免辛辣刺激和太过寒凉的食物，可以适当增加一些较硬食物的摄入，促进颌骨的发育。

▶ 第五讲 窝沟封闭是什么？

什么叫窝沟封闭？一定要做吗？

窝沟封闭是指不损伤牙体组织，将窝沟封闭材料涂在牙齿的窝沟点隙上，当材料流入并渗透窝沟后就会固化变硬，形成一层保护性屏障，覆盖在窝沟上，这层保护性屏障能阻止致龋菌和酸性代谢产物对牙体的侵蚀，以达到预防窝沟龋的目的。我们的牙齿，特别是后牙，咬合面是高低不平的，同时也是细菌和食物残渣最喜欢积存的地方，而刷牙、漱口等方法只能清洁表面，很难深入窝沟，窝沟部位极其容易发生龋坏。因此，保护好窝沟部位，就可以大大降低儿童患龋齿的可能性。

什么时候开始做窝沟封闭？

窝沟封闭的最佳时机为牙齿完全萌出且尚未发生龋坏的时候，也就是在牙齿萌出后的前4年做意义比较大。通常建议乳磨牙在3～4岁，第一恒磨牙在7～8

岁，第二恒磨牙在 11 ～ 13 岁，前磨牙在 9 ～ 13 岁，做窝沟封闭。

 做完窝沟封闭就不会得龋齿了吗?

有些家长认为做完窝沟封闭就意味着永远不会得龋齿了，这实际上是一个误区。窝沟封闭不破坏牙体，但是封闭的材料会随着牙齿的使用磨耗和脱落，常规检查是半年一次，如果材料脱落要重新封闭。

窝沟封闭是在牙面的窝沟点隙内，牙冠的光滑面和牙齿之间的邻接面不属于窝沟封闭的适应证范围，所以门牙是不能做窝沟封闭的，且封闭也不能预防牙齿邻面龋。做完窝沟封闭后，孩子仍然需要好好刷牙、漱口，这样才能将龋齿的发病率降到最低。

关于孩子牙齿矫正，
家长该知道这些！

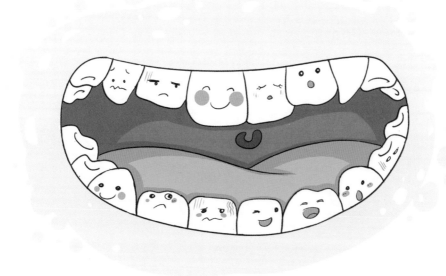

▶ 第一讲　牙齿为什么会长歪?

 造成牙齿长歪的原因是什么?

乳牙期的牙齿绝大多数都是整齐的,如果牙齿不齐主要是由于先天发育的因素及后天乳牙萌出时期的不良习惯造成的。比如说,平躺着喂奶或者伸下巴,会导致乳牙反合;吐舌头、吸吮手指或者长时间使用安抚奶嘴,会造成上下前牙开合。

恒牙期牙齿长歪的原因就有很多了。比如说,换牙时乳牙滞留会造成恒牙异位萌出;颌骨发育与恒牙牙齿宽度的不协调,会导致牙齿拥挤或者有缝隙;还有前牙区多生牙会导致恒牙异位萌出或者扭转等。

 每个年龄段牙齿发育对于牙齿未来的生长会有什么影响?

0～3岁是乳牙合的建立时期,也是恒牙牙胚发育的早期。及时纠正不良习惯,培养好的口腔卫生习惯,可以促进乳牙合的正常建立。

3～6岁是乳牙龋病高发期。严重的乳牙龋病,会导致原有牙弓长度变小,严重的根尖周病变还有可能导致恒牙牙胚发育异常。

6～12岁是乳恒牙替换期。定期检查,及时拔除滞留乳牙,保留牙弓长度,促进颌骨的正常发育,都是恒牙萌出的有利条件。

 牙齿不齐会对孩子生长发育造成什么影响?

首先,会影响美观。爱美之心,人皆有之,一口整齐漂亮的牙齿会给他人一个好印象,牙齿正畸有时候堪比整容。其次,会影响咀嚼颞下颌关节的健康。多数的牙齿不齐都会伴有颌骨的发育异常,继而影响咀嚼效率,有的还会造成关节病。此外,牙齿不齐还会增加患龋齿牙周病的风险。

▶ 第二讲　牙齿矫正是否有最佳时机？

 如何判断孩子需不需要做牙齿矫正？

　　判断孩子的牙齿是不是需要矫正，首先可以看牙齿排列是不是有严重的问题；咬合关系是不是有严重的问题；孩子和家长的自身需求有哪些，如果牙齿排列得十分拥挤，有扭转，有严重的深覆合深覆盖问题，比如说下颌后缩或者前突，也就是常说的"小下巴"和"地包天"；或者单纯的牙齿不齐已经影响到孩子的心理发育健康程度，那么就应该考虑做牙齿的矫正了。

 到12岁换完牙才是牙齿矫正的最佳时机吗？

　　不一定。现在有很多情况的牙齿矫正是可以提前到替牙期的，效果也会很好。比如由于颌骨发育不足引发的牙齿拥挤扭转的，不良习惯造成前牙开合的，没有严重的颌骨异常的"地包天"，都可以在替牙期进行干预。

 3岁的孩子出现"地包天"，能做矫正吗？

　　乳牙期的"地包天"是一定要矫正的。具体矫正的年龄要看孩子的配合程度，这需要家长有一个准确的评估。牙齿矫正并不是以某一个年龄为分界线的，每个孩子的适应能力不同。而矫正器大多是需要孩子长时间佩戴的，矫正过程中有可能会有不适感，矫正需要定期复查。如果这些注意事项孩子和家长都能接受，那就可以开始做矫正啦！建议开始矫正的年龄在3.5 ~ 4.5岁是比较适宜的，当然也需要结合临床检查。

 孩子新长的牙有缝正常吗？

　　这要看间隙的大小，必要时还要拍片诊断。一般来讲，上中切牙初萌时间隙在3.5毫米以内都是正常的。有时候，有的孩子的牙冠方呈"撇八字"，这是由于远中侧切牙牙胚挤压造成的，等侧切牙萌出后就会改善。对于孩子过大的牙缝，应该拍牙片排除多生牙的可能。

新长出的牙过大，正不正常？

前牙区恒牙的牙冠一般都是大于乳牙的，牙齿的大小受遗传因素影响。如果孩子新牙的大小和爸妈的牙齿大小相似，那就不需要担心；如果有异常的话，建议到医院就诊。

 新长出的牙七扭八歪的怎么办？

首先要判断造成新牙长歪的原因，才能对症下药。最常见的是颌骨发育不足造成的牙齿长歪，需要想办法促进颌骨发育。比如，孩子进食时，多吃一些耐咀嚼的食物，还可以做肌功能训练，促进颌骨发育。

孩子长期吃软的食物，牙齿得不到锻炼，牙槽骨得不到有效刺激，不利于牙齿发育。有的爸妈溺爱孩子，连苹果都不让孩子自己吃，只让孩子喝榨好的苹果汁，以为这样可以保护牙齿，其实这是一种误区。

牙齿生长的时候，总是吃软食会导致牙齿咬合咀嚼无力，还容易引起牙齿龋坏，出现牙齿缺损、乳牙过早丢失、恒牙萌出间隙不足，进而造成牙齿排列不齐。

滞留的乳牙、严重的乳牙根尖周病变，也会导致牙齿不齐。这时候要先去除病变乳牙，给恒牙让地方，再定期检查，看看需不需要进一步进行矫正。矫正的方法有很多种，需要医生结合实际情况而定。

 孩子的牙齿出现"天包地""地包天"，怎么办？

前牙前突和"地包天"对面型、咬合功能的影响都很大，需要尽早矫正。

对于前牙前突，首先检查孩子有没有腺样体肥大、张口呼吸、咬异物等不良习惯，还有的孩子由于口唇肌肉力量薄弱而长时间开唇露齿，这些不良因素都要在矫正牙齿前纠正。对于乳牙期和替牙期的前牙前突可以做肌功能训练，替牙期和恒牙列期的前牙前突也可以做固定矫治。

对于"地包天"，首先要判断是骨性的还是牙性的，有没有遗传因素。一般来说，牙性的"地包天"矫正起来会相对容易，可以做活动或固定的矫治器。骨性的"地包天"单纯矫正牙齿往往达不到效果，需要结合颌骨整形外科手术。但是不论是哪种类型的"地包天"，都建议在乳牙期早期干预。

防止孩子牙齿不整齐，家长还能怎么做？

家长应时刻关注孩子牙齿发育的情况，多留意儿童的乳牙和恒牙的生长情况，定期带儿童看牙医，以便随时发现问题，尽早解决。还有以下几点家长可以多注意。

（1）培养孩子刷牙的好习惯

家长每天督促孩子刷牙，夜晚临睡前的那次最好由爸妈帮忙刷，上排牙比较难清洁，最容易导致龋齿。六龄齿长在口腔的最里面，也不容易被刷干净。

刷牙时最好选用儿童专用的牙膏和牙刷，牙刷头要尽量小，否则伸到口腔最里面的时候孩子容易呕吐。除了刷牙，孩子每次吃完食物最好用清水漱一下口，以保持口腔卫生。

（2）加强钙质吸收

督促孩子多吃含钙质高的食物，比如牛奶、芝士、豆腐、深海鱼等，同时要摄取足够的维生素 C 和维生素 D，这两类维生素对于钙质的吸收很有帮助。

（3）注意避免用口呼吸

要尽量避免孩子睡觉时用口呼吸，因为气流从口腔通过时，上颚受到向上的压力而不能正常向下发育，会导致上颚向上隆起，上牙弓的左右两侧随之变窄，前部向前突出，结果萌出的门牙不仅向前倾斜，还会排列错乱，形成拥挤或者开合。

（4）纠正孩子的不良习惯

家长要及时纠正孩子的一些不良习惯，比如吐舌、咬舌、咬手指头或铅笔、用舌头舔牙齿等，这些坏习惯会影响孩子牙齿的生长，导致牙齿排列变形。

（5）保护好恒磨牙

要特别保护孩子 6 岁左右长出的第一颗恒磨牙——六龄齿，因为它不仅对整个口腔的牙齿有定位和定高的作用，对孩子颌骨和面部的发育有很大影响，而且对于其他恒牙的萌出及能否排列整齐也起了重要的作用。

（6）避免因意外导致的牙齿缺失

家长要经常对孩子进行安全教育，尽量防止外伤导致牙齿缺失。

▶ 第三讲　牙齿不整齐，该如何矫正？

 牙齿矫正，具体怎么做？有几种方式？

牙齿矫正，需要看牙齿排列、咬合关系，以及孩子和家长的自身需求。乳牙列一般选择活动矫治器；混合牙列和恒牙列可选择的方式有很多种，活动矫治器大多有促进发育和少量的排齐功能，固定矫治器可以排齐牙齿，另外还有隐形矫正器可供选择。

 不同类型的矫治器如何选择？

要根据孩子的不同需求进行选择，费用也不尽相同。乳牙期和替牙期的活动矫治器主要是纠正不良习惯，促进颌骨牙列正常发育。由于乳牙牙体小，不同牙位牙根的稳定期不一样，所以乳牙很少有做固定矫治的。要想改变牙齿七扭八歪的状态，固定矫治器和隐形矫正器效果要优于活动矫治器。

 给孩子矫正牙齿，需要准备什么？

矫正牙齿前，要做好长期治疗的准备，首先检查是否有需要治疗的龋齿。需要拔除的牙齿，牙周是否健康、是否需要洁治，唇系带、舌系带是否正常，辅助检查一般需要拍摄曲面断层片和头颅侧位片。

乳牙期和替牙期的"地包天"如果用合垫舌簧矫治器，大多治疗周期在 3～6 个月。替牙期的功能矫治有时也会持续整个替牙期的。恒牙列的牙齿矫正大多是在 2 ～ 3 年，如需要颌骨整形手术的，时间会更长。

 孩子矫正牙齿期间，要注意什么？

孩子矫正牙齿期间，家长需要监督孩子按时佩戴矫治器。尤其是在佩戴活动矫治器时经常有孩子擅自取下矫治器，造成治疗周期的延长，矫治器的丢失。其次，家长需要加强口腔卫生监督，减少龋齿的发生。此外，要坚持按时复诊，及时将治疗过程中遇到的问题与医生沟通。

▶ 第四讲　牙齿遭遇外伤，家长怎么办？

 孩子磕断了牙，该怎么办？

乳牙和恒牙折断后需要及时就医，检查折断的部位，牙龈、牙槽骨是否伴有损伤，乳牙牙根如果伴有异常的，患牙保留意义就非常小了，可以酌情考虑拔除；牙根没有异常的，可以保留患牙，根管治疗和充填都是常规操作。对于外伤引起特别松动的乳牙，一般不做特别固定，勉强保留病变乳牙有可能会影响下方恒牙牙胚发育，得不偿失。

刚刚萌出的恒牙的牙根往往都是没有发育完成的，处理起来需要尽量保留活髓；牙根发育完成的恒牙的外伤，处理起来和成年人的没有太大区别。

 乳牙外伤和恒牙外伤处理方式一样吗？

同样是外伤，乳牙外伤和恒牙外伤的处理方式也是不一样的，具体的情况还要听医生检查诊断。不建议勉强保留有严重病变的乳牙，比如折断至牙龈下方的、牙槽骨伴有骨折的、外伤治疗后持续根尖周病变的乳牙，都不建议保留，以免影响恒牙发育。外伤多数发生在前牙区，单个乳牙的缺失对恒牙的萌出影响微乎其微。

牙齿磕断了，还能装回去吗？

乳牙完全从牙槽骨里脱出是不建议再装回去的，因为再装回去有可能会造成牙槽骨的二次创伤骨折，乳牙根尖持续病变吸收。恒牙完全脱位时再植手法一定要轻柔，术后需要固定，要定期复查。

 牙龈被磕伤，对长牙有没有影响？

绝大多数牙龈撕裂伤都可以恢复正常，不会影响长牙。

 如何正确应对孩子的牙外伤？

遇到孩子的牙外伤，家长应该尽早就医。24 小时内的牙外伤都属于急诊。就诊时应该咨询患牙是否可以继续保留，如果是乳牙外伤，应该咨询对恒牙发育有没有影响；对于可以继续保留的患牙，应咨询该做哪些检查、治疗，注意事项有哪些，建议何时复查，有哪些情况时需要随诊。

儿童高血压，
爸妈知道多少？

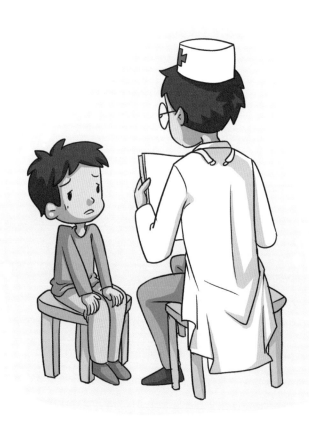

▶ **第一讲　儿童会得高血压吗?**

 儿童高血压患病现状如何?

　　高血压是我国成人患病率最高的慢性病。随着我们生活水平的提高，儿童肥胖发病率的增高，儿童高血压患病率也呈上升趋势。根据2010年全国学生体质调研报告，我国中小学生的高血压患病率为14.5%。经过多时点测量血压得到的儿童高血压患病率为4%～5%。

 引起儿童高血压的主要原因有哪些?

　　儿童高血压在病因构成上是不同于成人的。婴幼儿中继发性高血压多见，最常见的是肾脏疾病，此外还有心血管疾病、风湿免疫性疾病、神经系统疾病等。青少年则多是原发性高血压。

 高血压对儿童都有哪些危害?

　　儿童高血压往往症状不典型。对于婴幼儿来讲，宝宝不会表达，又以继发性高血压多见，缺乏特异表现，血压骤高时常表现烦躁不安、哭闹、过于兴奋等，有些仅仅表现为生长发育缓慢。对于大孩子来讲，原发性高血压多见，血压升高不显著，通常也没有明显的症状，很多是体检的时候发现的，易被忽视。结果，30%～40%患高血压的孩子在就诊时就已经出现靶器官损害，包括心、脑、肾和眼底病变，继发性高血压还可能出现急性左心衰、高血压脑病、急性肾衰竭等。

　　虽然高血压造成的一些危害主要表现在成人期，但实际上其发病是起源于儿童期的。儿研所流行病学团队曾做过一项近20年的队列研究，结果显示43%的患高血压的孩子会延续到成人期。所以高血压的防治需从儿童期做起，建议3岁以上的孩子每年体检都要进行血压检测，以便早发现、早治疗。

第二讲　儿童高血压的相关检查

儿童出现什么症状需要来医院就诊？

刚刚说到，儿童高血压症状不典型，早期往往无明显的自觉症状，但当血压明显升高时，会出现头痛、头晕、眼花、恶心、呕吐等症状。婴幼儿因不会精确的语言表达，常表现烦躁不安、过于兴奋、易怒、尖声哭叫等。如孩子血压过高，还会发生头痛、头晕加剧，心慌气急、视力模糊、惊厥、失语、偏瘫等高血压危象，出现以上症状需及时就诊。

值得一提的是，在相当一部分引起继发性高血压的疾病中，常伴有儿童身高不增、生长迟缓、面色苍白等症状，易被误认为消化吸收功能差。因此，儿童如果出现上述方面的问题，应考虑给孩子测测血压，来医院就诊，以便及早发现相关疾病。

另外，肥胖儿童血压多处于同龄人血压高值水平，易患原发性高血压，这些孩子如果出现头晕、头痛，应特别注意测量血压。

如何确诊儿童高血压？

儿童处于体格快速生长发育期，血压受年龄、性别、体重、身高等因素影响，国际上目前多采用百分位法界定儿童血压标准。

3 ～ 17 岁儿童血压可根据简易公式粗略判断，即

男孩收缩压（mmHg）= 年龄 ×2+100

女孩收缩压（mmHg）= 年龄 ×1.5+100

舒张压（mmHg）=65+ 年龄

例如，5 岁男孩，收缩压应该不超过 5×2+100，即 110（mmHg），舒张压不超过 65+5，即 70（mmHg）。通常学龄儿童血压不应超过 120/80mmHg，超过这个标准，家长应带孩子来医院进一步确诊。

血压测量的准确性，受多种因素影响，包括测量血压时间、环境温度、血压

计袖带长度和宽度、体力活动、情绪等。一次偶尔测量血压偏高也不必过于紧张，可安静休息后重测，并定期规范化地多次测量。通常，当非同日测量血压 3 次或 3 次以上均高于正常，两次测量间隔 2 周方可做出高血压的诊断，不能单凭一两次测量就草率做出结论。

 明确儿童高血压的病因需要做什么检查？

当在家中或学校体检时测出血压超过正常时，家长不要过于紧张，更不能盲目自行用药，应当及时带孩子到医院检查，明确血压升高的原因，同时注意反复多次在不同时间点测量血压。

医院基本检查项目包括：24 小时动态血压监测（明确血压升高的时间段，是否同时伴有心率的变化，是否存在正常的昼夜节律，还能够帮助明确是否存在"白大衣高血压"，即仅在诊室见到医生时血压高，平时不高）；血液尿液检查（可对肾脏功能进行评估）；心脏、肾脏及血管的超声检查（明确是否存在心血管及肾血管疾病）；头颅 CT 或核磁检查（明确是否存在神经系统疾病，通过这些检查还能够评估是否已经发生心脑肾等靶器官损害）；内分泌激素方面的检查（明确是否存在内分泌系统疾病等）。

▶ **第三讲 如何治疗儿童高血压？**

 儿童高血压的治疗方式有哪些？

对于继发性高血压，多需药物控制血压水平，同时治疗原发病。

对于儿童原发性高血压的治疗与成年人有所不同。治疗目的在于用最简单、有效的方法控制血压在目标水平，减少不良反应发生，防止远期并发症。不能因偶然的一次血压升高就予以抗高血压药物治疗，必须按高血压诊断程序谨慎检查，确诊后再进行治疗。

首先应从一系列非药物治疗的综合措施着手，包括以下几个方面。

① 加强体育锻炼及减肥。体重减轻 4 ～ 5 千克，可以使血压下降 5 ～ 10mmHg。一定要改变久坐不动（长时间看电视、玩电脑游戏）的不良生活方式。建议青少年多做有氧锻炼，包括慢跑、游泳、打篮球等，每周至少锻炼 3 次，每次至少 20 分钟以上。

② 控制饮食量，调整饮食结构。多食水果、蔬菜，少吃高糖、高脂肪食品，限制进食钠盐，4 ～ 8 岁的孩子每天 1.2g，大孩子每天 1.5g。

③ 远离烟酒，保持宽松的生活环境，保证充足睡眠，合理地安排学习和休息。

如果经过 6 个月非药物治疗无效，或血压很高，或有明显症状，或已发生靶器官损害，则需及时采取必要的药物治疗以控制血压，避免高血压远期并发症的发生。

儿童高血压用药和成人有区别吗？

儿童高血压临床常用药物选择比成人要少。儿科用药的原则是从小剂量、单一用药开始，根据血压控制情况调整药量、换药或联用另一种药物。临床对儿童高血压的治疗正在逐渐采用个体化给药方案。

应注意的是，高血压病患儿的家长千万不要用自己的经验和药物给孩子治疗，这样容易造成意外。高血压病治疗特别强调个体化，孩子又有其独特的用药特点，绝不可搬用成人的治疗方法，应带患儿去看医生，由医生制定治疗方案。

儿童服用降压药对生长发育有影响吗？

目前儿科选用的降压药物是安全、有效的，遵医嘱服用不会影响生长发育。

儿童高血压能根治吗？

儿童高血压根据病因不同，治愈率不同。而对于原发性高血压来说，如果在儿童期规范合理治疗，很多孩子可以将血压控制在理想水平，逐渐停药，这和成人需终生服药是不同的。

▶ 第四讲　什么是儿童高血压的远期管理和预防？

 儿童高血压的远期管理包括哪些方面？

对于继发性高血压，需要针对病因进行治疗和远期随访。对于原发性高血压，一是血压水平的定期监测，二是对靶器官功能的定期评估，三是生活饮食和运动习惯的监督，初期需在诊断后的 1 个月、3 个月、6 个月进行随访，逐渐至每年随访 1 次。

 如何预防儿童高血压？

目前研究认为，原发性高血压是多基因遗传病，是许多基因和环境因素相互影响、综合作用的结果，它没有明确的遗传方式，但表现为家族发病的集簇性，与不良饮食、行为习惯都有关系。

其中肥胖是关联性最高的危险因素，30% ～ 40% 的儿童原发性高血压伴有肥胖。其他危险因素包括父母高血压史、低出生体重、早产、盐摄入过多、睡眠不足及体力活动缺乏等。因此，儿童原发性高血压的预防重在以家庭为单位的"管住嘴、迈开腿"，家长是孩子最好的榜样，控制肥胖、均衡饮食、适当运动，让高血压远离孩子。

小心被忽视的儿童糖尿病

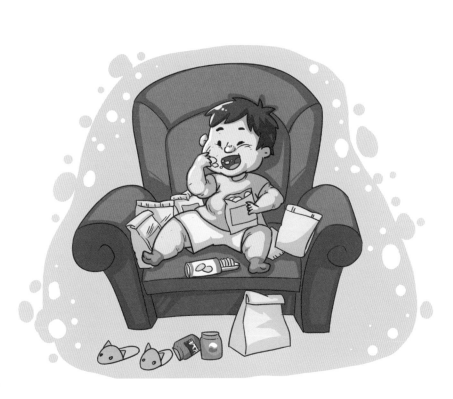

▶ **第一讲　儿童为什么会得糖尿病?**

 什么是糖尿病?

人体细胞的正常功能主要依赖于葡萄糖,胰岛素是唯一能够降低血糖,保证葡萄糖发挥作用的激素。当胰岛素不足或者胰岛素无法正常发挥作用时,葡萄糖代谢障碍,导致慢性高血糖及糖尿,形成糖尿病。

 儿童糖尿病分型吗?

儿童糖尿病和成人糖尿病一样,也有类型之分。儿童糖尿病主要分 3 种类型。1 型糖尿病患者只能产生极少量或不产生胰岛素,患儿多见典型的多饮、多尿、多食、消瘦等"三多一少"症状,部分以酮症酸中毒起病。2 型糖尿病患者主要是细胞对胰岛素无反应,有时也存在胰岛素生成相对不足,多见于肥胖或伴有黑棘皮者。其他类型主要为遗传性糖尿病,如 MODY 是一种单基因突变导致常染色体显性遗传性糖尿病,主要影响胰岛素生成和分泌。如果患儿存在家族中三代以上的糖尿病病史,临床既不符合典型 1 型糖尿病也不符合 2 型糖尿病特点,就要考虑是否为单基因突变导致常染色体显性遗传性糖尿病。

 儿童为什么患糖尿病? 跟吃糖多有关系吗?

儿童糖尿病是遗传、环境、生活方式等多因素共同导致的,最常见的 1 型糖尿病绝大部分是由自身免疫反应导致的胰岛细胞破坏,进而胰岛素产生不足。很多孩子在起病前有病毒感染史,也可能是自身免疫多腺体病的一部分症状,后者是基因异常导致的。2 型糖尿病多发生于肥胖儿童,有 2 型糖尿病家族史的儿童发生 2 型糖尿病概率增加。

糖尿病跟吃糖多少无直接相关,但如果儿童大量摄入糖等营养物质造成肥胖,可导致 2 型糖尿病发病风险增加。

▶ 第二讲 儿童糖尿病如何诊断？

 儿童出现哪些表现需要来医院就诊？

严重口渴，非常疲倦，频繁排尿，进食增多，体重减轻，严重时 1 型糖尿病还可导致恶心、呕吐、腹痛和深大呼吸，甚至意识障碍、嗜睡或昏迷。有些家长可能会注意到孩子由于尿糖升高导致的尿液黏稠，甚至可引起尿道炎或阴道炎。2型糖尿病的发病症状更为隐匿，如果严重肥胖的儿童，同时伴有颈部及腋下等部位的皮肤出现粗糙、发黑的色素沉着显现，建议定期检测血糖及尿糖。

 确诊儿童糖尿病需要做什么检查？

有上述糖尿病症状的孩子检查晨起空腹血糖大于 7.0mmol/L，或随机血糖大于 11.1mmol/L 就可诊断为儿童糖尿病。症状不典型者需要口服糖耐量检查及糖化血红蛋白水平检测确诊。同时，可通过血气分析及胰岛抗体检测来判断是否存在并发症及糖尿病分型。

 儿童糖尿病做检查用的馒头餐是什么？

为了评估胰腺储备功能，孩子在做检查前需要摄入一定量的糖分来观察胰岛素的分泌情况，直接口服葡萄糖是常用的办法，但对于已经诊断为糖尿病的孩子，直接口服葡萄糖有诱发糖尿病酮症酸中毒或高血糖高渗状态的风险。根据年龄、体重制备的馒头餐属于多糖，在体内淀粉酶的作用下缓慢释放葡萄糖，既能了解胰腺功能，又能避免血糖急速升高的危险。

▶ 第三讲 如何治疗儿童糖尿病？

 儿童糖尿病的治疗方式有哪些？

儿童糖尿病的治疗需要经常测量孩子的血糖水平，以确保它没有变得太高或太低。1型糖尿病患儿需采用胰岛素注射或胰岛素泵来维持血糖在恰当范围；还需仔细计划餐食和活动水平。这是因为进食可升高血糖，而活动可降低血糖。尽管需要计划，患有糖尿病的孩子仍可有正常饮食、积极活动、外出就餐和做大多数人能做的事情。2型糖尿病患儿可应用二甲双胍改善胰岛素敏感性，但当胰岛素储备不足或者血糖控制不佳时需联合胰岛素治疗。

 ## 儿童糖尿病能不能根治？

当胰岛功能下降至一定程度后临床才可见血糖升高。一般情况下，1型糖尿病诊断时胰岛功能仅剩余10%～20%，残余的胰岛功能也会进行性下降，直至胰岛功能完全衰竭。目前还没有办法完全恢复胰腺功能，胰岛细胞移植、干细胞移植等方案都处于探索中。最接近人工胰腺的闭环胰岛素泵，由于能感受血糖水平自动调整胰岛素输注、避免低血糖等，给糖尿病患儿治疗带来希望。

 ## 儿童糖尿病血糖控制的目标是什么？与成人的是否相同？

儿童糖尿病控制目标和成人的大致相同，即糖化血红蛋白7.5%以下，空腹或餐前血糖5～8mmol/L，餐后血糖5～10mmol/L，睡前血糖6.7～10mmol/L，凌晨血糖4.5～9mmol/L。糖尿病的控制目标除了看糖化血红蛋白，还要尽量避免严重低血糖。低血糖时，会心跳加速，导致发抖和出汗，血糖非常低时可出现头痛、极度困倦、失去意识甚或惊厥。健康儿童的低血糖是指血糖低于2.8mmol/L，而糖尿病患儿的低血糖是指血糖低于3.9mmol/L。

▶ 第四讲 家长如何对糖尿病患儿进行运动和饮食的管理？

 ## 糖尿病患儿运动时应注意什么？

在糖尿病治疗中，运动是关键的一环。运动可增加胰岛素敏感性，促进葡萄糖利用，规律运动有利于血糖平稳。但运动前注意血糖水平，高血糖时运动可能出现酮症酸中毒，血糖偏低时继续运动可导致低血糖惊厥甚至昏迷。进行胰岛素泵治疗的儿童做长时间中等以上强度运动时基础率可适当下调。

 怎么才能了解孩子的能量摄入够不够？

处于生长发育中的糖尿病患儿必须保证能量摄入。如果孩子能量摄入不足，将导致体重、身高增长不良，青春期发育延迟；如果孩子能量摄入过多，将导致肥胖，继而发生胰岛素抵抗，血糖控制不佳，且胰岛素需求量增大。所以需要每半年评估 1 次孩子的生长发育状态，并在营养医师指导下调整孩子的能量摄入。

 如何计算糖尿病患儿的能量与主食摄入量？

糖尿病患儿全天摄入的热量（kcal）为 1000+ 年龄 ×（70 ～ 100）；年幼瘦小的孩子按 100× 年龄来计算，偏胖的孩子按 70× 年龄来计算。在儿童的饮食中，总量的 50% ～ 60% 为碳水化合物，也就是主食；蛋白质约为 15%；脂肪约为30%。其中，主食是导致餐后血糖升高的主要成分。建议主食可以吃粗粮、米饭、馒头，特别不推荐孩子吃面条、稀粥，这种食物对血糖影响很大。如果饭后孩子还要进食坚果或水果，需要根据所进食的食物相应减少主食的摄入量。

第五讲 得了糖尿病对孩子的成长有什么影响？

 糖尿病对儿童有哪些危害？

糖尿病对儿童的危害可不小。短期来说，如果血糖水平很低或很高可能出现医疗急症，如低血糖惊厥、昏迷、智力损害等，以及高血糖性酮症酸中毒和高血糖高渗昏迷等。从长远来看，多年存在高血糖可损害肾脏、眼睛、神经和心脏，可导致糖尿病性尿毒症、失明、末梢神经炎、局部感染坏疽甚至截肢、心血管并发症增加，严重影响生活质量。

儿童注射胰岛素还能长高吗?

影响糖尿病患儿长高的主要因素不是是否注射胰岛素,而是糖尿病血糖水平及饮食管理情况。如果孩子能量摄入合理,运动适量,血糖水平控制满意,那孩子的身高增长会按照遗传规律,否则可能会导致营养不良、身高增长缓慢、青春期发育延迟等一系列发育问题。

 得了糖尿病是否就不能吃糖了?

这是错误的观念。碳水化合物在饮食中占 50% ~ 60%,米饭及面食等是碳水化合物的主要成分,会分解成葡萄糖被人体利用,水果饮料等也含有很高的糖分。患有糖尿病的孩子要避免直接大量进食糖分,但当孩子出现低血糖时必须尽快进食糖分,使血糖升至安全范围,以免低血糖脑损伤。平时如果血糖控制良好,胰岛素用量合适,可少量适当进食糖。另外,由于儿童药物中为保证药品口感常含有糖分,家长经常担心这些药物会导致血糖波动。实际上这些药物含糖量不大,是可以使用的。

 糖尿病患儿应该多久到医院就诊一次?

每年可能需要到医院就诊至少 3 次或 4 次。有时,为学习如何管理糖尿病或者在血糖控制不佳时,可能需要更频繁地就诊。在就诊期间,医护人员将会检测糖化血红蛋白来测量患儿的平均血糖水平。这项检测能显示患儿在过去几个月的平均血糖水平,其结果将帮助医护人员决定是否调整患儿的治疗。在某些就诊期间,还会检查有关健康的其他方面,比如肾功能、眼底、诱发电位等,以评价是否存在糖尿病的并发症等问题。

如何预防出生缺陷，
生出健康宝宝

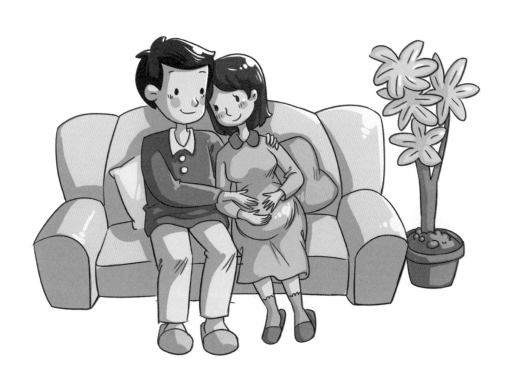

▶ **第一讲 什么是出生缺陷?**

什么是出生缺陷?

出生缺陷,是指孩子在出生前机体就已经存在的结构畸形、染色体异常、代谢异常及功能异常。结构畸形也就是结构上的异常,包括解剖上的异常,如无脑畸形、脊柱裂等。染色体异常、遗传代谢病产前发现困难,产后出现症状的时间早,如21-三体综合征、苯丙酮尿症等。

我国的出生缺陷现状如何?

目前我国出生缺陷发生率在5.6%左右,每年新增出生缺陷婴儿约90万例。其中出生的时候临床明显可见的出生缺陷,也就是外在结构异常约有25万例。

出生缺陷的原因是什么?

造成出生缺陷的原因有很多,大约分为四类。第一,遗传因素。父方或母方的异常染色体遗传给子代,造成胎儿的染色体结构异常,如两性畸形、唐氏综合征等。第二,母体因素。母体营养缺乏或营养过剩都可以造成胎儿的发育异常,如叶酸缺乏造成的唇腭裂、营养过剩造成巨大儿、新生儿糖尿病等。第三,药物因素。在受孕后的18天到12周,母亲所用药物可能会造成胎儿畸形,如氨基糖苷类卡那霉素、庆大霉素、链霉素可使胎儿听神经受到损伤,造成先天性耳聋。第四,物理、化学、生物的因素。受精卵形成过程中,各种物理、化学或生物的原因均可能引起基因突变或基因重组。物理的致畸因素有接触毒品、放射线、环境噪声、高热。还有日常不良生活习惯,如吸烟、喝酒等。

▶ 第二讲　如何预防出生缺陷?

如何预防出生缺陷?

我们最常说的是实现三级预防。一级预防是在怀孕前和怀孕早期采取措施，以预防出生缺陷的发生，如做好孕前咨询、孕前医学检查、孕前保健，大力普及防治知识，针对不同婚育阶段人群统筹落实婚前检查、孕前优生健康检查、地中海贫血筛查、增补叶酸和孕期保健等服务，减少出生缺陷发生。二级预防是在孕期采取的产前筛查和产前诊断，以避免严重出生缺陷儿的出生。严格控制孕期用药，早期发现和治疗糖尿病等疾病，避免孕期接触有害物质，对高危孕妇要及时指导其到有资质的医疗机构接受产前诊断服务。三级预防是在新生儿出生后对新生儿疾病进行筛查，提高确诊病例治疗率，深入开展神经、消化、泌尿及生殖器官、肌肉骨骼、呼吸、五官等6大类72种先天性结构畸形救助项目，聚焦严重多发、可筛可治、技术成熟、愈后良好、费用可控的出生缺陷重点病种，以早发现早治疗，减少先天残疾。

宝宝出生缺陷与父母有关吗?

宝宝出生缺陷与父母有很大关系。上面谈到，导致宝宝出生缺陷的因素大部分与父母相关，遗传因素不可控，但如果能做到孕前咨询、孕前筛查，还是可以避免一部分可能出生缺陷的。既往家庭中有过出生缺陷孩子的父母，是高危人群，再出现出生缺陷孩子的可能性较其他人群大。也就是说，如果第一个孩子存在出生缺陷，那么第二个孩子出现出生缺陷的概率还是很大的。

▶ 第三讲　新生儿需做哪些筛查?

新生儿需要做哪些筛查?

我国正常出生的新生儿，助产机构都会给孩子进行足跟血的采集，这个采集是为了筛查听力障碍、甲状腺功能低下和苯丙酮尿症，查出问题后到相关医院进行检查、检验、确认，这是非常重要的。有遗传病史的孩子更要重视这些筛查。

 有出生缺陷的新生儿常见的症状有哪些？

结构畸形除了可以明确看出的症状外，如唇腭裂、无肛门、多指（趾）、并趾等，还有内部结构畸形，会表现为呕吐黄绿色物、腹胀、呻吟、肌无力等症状。常见的先天性心脏病、食管闭锁、肠闭锁、肛门闭锁、呆小症、苯丙酮尿症等都属于出生缺陷。常见的出生缺陷中食管闭锁、肠闭锁、肛门闭锁是很容易发现的，但呆小症、苯丙酮尿症、部分先天性心脏病有时表现隐匿，不容易发现。有相关疾病家族史的，可以到专科医院进行疾病筛查。

▶ **第四讲　出生缺陷的治疗效果怎样？**

 出生缺陷的治疗效果怎样？

我国出生缺陷发生率较高的前5位疾病是先天性心脏病、多指（趾）、唇腭裂、神经管畸形和脑积水。这些疾病的治愈率可达54%。在我国，重大结构畸形占出生缺陷的31.3%，而染色体异常、遗传代谢病虽然发病率较低，但产前诊断困难，宝宝出生后，这两类病诊断后治疗困难，预后差。存在结构畸形的宝宝一般可以通过手术治疗治愈，家庭护理听从医院给的建议，治愈后可以像正常宝宝一样生活，不需要特殊护理。有些代谢异常及功能异常的宝宝就不是这么简单了，特殊饮食、功能康复、生活训练可能伴随终身。所以，避免出生缺陷更要强调三级预防和出生后的早诊断、早治疗。

检查与用药篇

如何合理使用儿童常见药品？

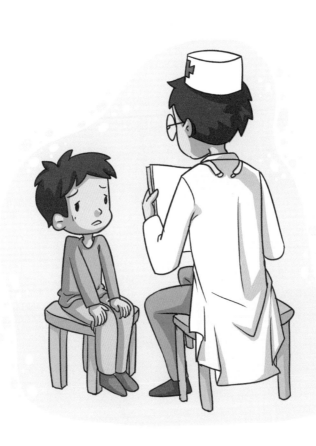

▶ **第一讲 发热了该怎么吃退热药?**

 孩子一发热就必须马上用退热药吗?

孩子不是一发热就必须马上用退热药。首先,发热不是疾病,它只是一种症状,在大多数情况下,发热对身体是无害的,甚至是有益的。因为发热是体内免疫反应的过程,一定程度的发热,可以增加免疫系统中吞噬细胞的活性,促进抗体生成,有助于机体抵抗疾病。

另外,退热处理只是对症治疗,治标不治本,退热药主要的作用是缓解患儿因发热引起的烦躁和不适感,也可以缓解家长的紧张和恐惧情绪,对于缩短病程没有什么作用。

每个孩子对发热的反应不一样。一般来说,当孩子有头晕、头痛、四肢酸痛、烦躁不安、易激惹或疲倦乏力、情绪低落的表现,可酌情使用退热药。如果孩子精神状态非常好,也没有其他不适的表现,家长可以先观察,不用急着给孩子吃退热药,同时应多给孩子补水。

 儿童可以选择什么退热药?

世界卫生组织(WHO)推荐的可以安全有效地用于儿童退热的药物只有两种,一种是对乙酰氨基酚,适合两个月以上的孩子使用;另一种是布洛芬,适合6个月以上的孩子使用。大人可使用的退热药品种较多,里面有些成分对儿童使用不良反应发生率比较高,而且每片的剂量对儿童来说也过大。所以说,给孩子退热要选择有儿童剂型的退热药,不要给孩子服用大人用的退热药,这样容易造成服用剂量不准或者不良反应的发生。

 服用退热药的注意事项有什么?

家长给孩子服用退热药,有以下几点需要注意。

第一,用药时要注意时间间隔,不管是对乙酰氨基酚,还是布洛芬,两次用药之间都需要间隔 4 小时以上，全天用药不要超过 4 次。

第二，退热过程中会导致大量出汗，服药后要注意补充水分，避免脱水，并且多喝水也能有助于降温。

第三，退热药在常规剂量下使用安全性高，但超过最大剂量服用会造成肝损伤。常用的复方感冒药中，往往含有对乙酰氨基酚或布洛芬的成分，尤其是对乙酰氨基酚，如氨酚烷胺颗粒、氨酚麻美糖浆、酚麻美敏混悬液等中均含有。

如果服用单一成分的对乙酰氨基酚退热的同时，服用上述复方感冒药，就很容易因为重复用药导致对乙酰氨基酚过量，因此服药前要仔细核对药物成分，避免含相同有效成分的药物叠加服用，造成药物过量。

 孩子发热了什么情况下需要就医？

家长需要根据孩子的精神状态和伴随症状来判断要不要去医院治疗。如果孩子高热持续不退，或者出现惊厥、精神萎靡、脖子发硬、剧烈头痛、喷射性呕吐、呼吸急促、面色灰暗等情况，即使体温不高也需及时就医。另外，6 个月以下的婴儿建议要及时就医。

▶ 第二讲　腹泻该怎么用药？

 怎么判断孩子是不是腹泻？

首先要明确什么情况下才算是腹泻。小儿腹泻，是指小儿粪便性状和次数发生了改变，性状由干的变成了稀的，次数由少变多。要注意，这是跟孩子的日常表现作对比，如果孩子真的出现腹泻，除了排便问题，还会出现哭闹、进食差、睡眠不安等其他不适症状，因此，家长应该综合考虑。症状轻的腹泻可以在家护理，注意补液预防脱水。家长可以通过观察孩子的精神、脸色、尿量、眼泪等情况来进行判断。

孩子腹泻到什么程度应该就诊?

出现以下情况之一，需要尽快带孩子到医院就诊。

- 腹泻次数多且难以喂水。
- 能饮水但仍然尿少或无尿。
- 精神差、烦躁或嗜睡。
- 出现便血、抽搐、皮肤发花、手足凉等任一表现。
- 不能进食、高热不退、腹胀等。

 儿童常见的腹泻药有哪些?

（1）口服补液盐

一旦发生腹泻，都应该服用口服补液盐来预防或纠正脱水，一直到腹泻停止。因为儿童细胞外液的水平不够稳定，腹泻后特别容易出现脱水。一旦出现脱水以后，就会造成水和电解质的大量丢失，导致疾病加重或者恶化。所以，预防脱水、纠正脱水是腹泻治疗的重点。口服补液盐的作用就是预防和纠正脱水，补充电解质，同时还能间接地起到止泻的作用。所以世界卫生组织和联合国儿童基金会都建议将口服补液盐作为腹泻治疗的首选用药，儿童应该选择口服补液盐Ⅲ。

（2）蒙脱石散

蒙脱石散的主要作用是减少排便次数，同时通过增加粪便的稠度，达到减少排便量。如果腹泻时排大量的水样便或者大便次数很多，可以在口服补液的同时加用蒙脱石散来减轻症状。但是如果腹泻不是很严重，一天就几次，量也没那么大，那就不需要使用。

另外，因为儿童腹泻大多数时候是感染性的，大部分是病毒性的，也有细菌性的，腹泻其实是身体在通过排泄的方式排出病原。病原排掉，病情才能好转。如果一味地给孩子止泻，病原无法排出，还可能在止泻后引起发烧等病症。尤其是如果腹泻是由细菌感染引起的，过早使用止泻药，细菌分泌的毒素被人体吸收，会造成不良的后果。所以应该根据孩子的情况来看要不要使用蒙脱石散。

（3）益生菌

第 3 类常用的药是益生菌，帮助恢复肠道菌群。

 应该怎么服用治疗腹泻的药品？

（1）口服补液盐Ⅲ

用法是，1 袋补液盐一次性冲 250ml 水，可以用温水冲完后放保温杯中，分次服用。注意补液盐与水的比例一定要按说明书要求，不能多也不能少，尤其是不能直接口服，或者是添加一些牛奶、糖或果汁等物质，这些都会影响治疗效果，甚至会适得其反。

（2）蒙脱石散

蒙脱石散常见的副作用是可能导致便秘、大便干结。为了避免这个副作用，一旦腹泻得到抑制，大便粪质变稠时，就可以停止服用蒙脱石散。另外，蒙脱石散吸附能力较强，和其他药物同时服用会影响其他药物的吸收。如果必须联合服用其他药物，需要间隔一段时间，具体的请听从医生或药师的指导。为了保证治疗效果，应空腹服用蒙脱石散。蒙脱石散服用剂量依年龄的不同，要仔细阅读说明，急性腹泻服用时首次可加倍。蒙脱石散只能用水冲服，但是需要注意比例问题，方法是 1 袋冲水 50ml，1/2 袋冲水 25ml，1/3 袋冲水 15 ～ 17ml，搅匀后服用。加的水不能多也不能少，水少易便秘，水多效果不好。

（3）益生菌

分活菌制剂和灭活菌制剂。活菌制剂需冰箱冷藏保存，服用时要用 40℃以下的温水冲泡，与抗菌药物间隔 1 ～ 2 小时服用；灭活菌制剂常温保存，可与抗菌药物同服。大部分益生菌都是可以加到奶或果汁中一起服用的，具体以说明书为准。特别提醒家长要注意的是，不少益生菌制剂的辅料含有乳糖，乳糖不耐受的宝宝应选用不含乳糖的，在购买前应咨询医生或药师，或详细阅读说明书。

▶ 第三讲　一直咳嗽，可以用止咳药吗？

 孩子咳嗽能不能吃止咳药？要吃哪种药？

咳嗽是一种呼吸道常见症状，引起咳嗽的病因有很多，常见的有感冒引起的或过敏性咳嗽等。特殊原因引起的咳嗽服用一般的止咳化痰药效果不好，需要针对病因进行治疗才有效。这里主要谈谈感冒导致的咳嗽。感冒导致的咳嗽大部分能够在两周内自行好转。而且这种情况下，咳嗽是机体的一种自我保护机制。通过咳嗽可以促进病原体或痰液的排出，所以轻度咳嗽一般不需进行止咳治疗。只要孩子精神状态良好，咳嗽不影响睡眠和饮食，可以采取以下一些家庭护理的方式予以对症支持护理。

孩子咳嗽厉害影响睡眠时，可以在医生指导下进行雾化治疗。雾化的药物可以只是单纯的生理盐水，用它来保持呼吸道湿润，减少刺激引发的咳嗽；或者根据症状在医生的指导下在雾化机里添加处方药，这些都需要根据孩子的病情由医生决定。

特别提醒：如果孩子感冒后咳嗽时间过长，咳嗽加深、加重，或者发展为成串剧烈咳嗽，呼吸明显增快，呼吸困难，有"喘憋"现象，应及时去医院就诊，由医生来诊断是否继发了细菌感染，是否需要使用抗菌药物。

如果是干咳，止咳药只能起到短暂缓解症状的作用，轻度咳嗽不需进行止咳治疗。儿童一般少用止咳药物，对于少数剧烈或频繁咳嗽影响休息和睡眠的患儿，可适当给予止咳治疗，但必须严格控制，谨慎使用。儿童可以选用的止咳药有右美沙芬和福尔可定等，禁用有成瘾性成分的中枢止咳药物，如含有可待因成分的止咳药。

 孩子痰比较多，有什么化痰的药？

如果孩子痰多，咳嗽得厉害影响到了日常的生活，可以对症选用单一成分化痰的药，年龄小一点的孩子可以用氨溴索糖浆，或者是乙酰半胱氨酸颗粒等。

▶ 第四讲　抗菌药物该怎么正确使用？

 什么是抗菌药物？

广义的抗菌药物是一类对细菌、支原体、真菌等病原微生物有抑制或杀灭作用的药物。狭义的专指对细菌有抑制或杀灭作用的药物。

 抗菌药物和消炎药是一回事吗？

抗菌药物和消炎药实际上是两个不同的概念。我们通常所说的炎症不是特定的某种疾病的名称，而是很多疾病都会表现出来的一个症状。细菌感染、病毒感染、真菌感染、过敏、跌打损伤等都可以引发人体表现出红、肿、热、痛等炎症。多数人误以为抗菌药物可以治疗一切炎症，实际上抗菌药物仅适用于由细菌等病原体引起的炎症，而对病毒、过敏、跌打损伤等引发的炎症没有消炎作用。因为抗菌药物其实不直接针对炎症发挥作用，而是通过杀灭引起炎症的微生物达到控制炎症的作用。也就是说，如果身体的炎症不是细菌等引发的，用了抗菌药物也起不到消炎的作用。

 抗菌药物适用于什么病症？

抗菌药物适用于细菌引起的炎症。如果没有细菌感染而服用抗菌药物，抗菌药物在没找到有害菌的情况下可能会"滥杀无辜"，将身体里的有益菌杀死，从而造成菌群失调，免疫力下降。

抗菌药物的种类是相当多的，儿童可以使用的抗菌药物主要有青霉素类（如阿莫西林）、头孢类、大环内酯类（如红霉素、阿奇霉素）等；禁用四环素类、喹诺酮类药物，比如环丙沙星、氧氟沙星等。这些抗菌药物每一个大类下面又有很多不同的品种，比如常用的头孢类就有头孢呋辛、头孢克洛、头孢曲松等很多的品种，每一品种都有自己的适应证，在使用时需在医生指导下。

家长能自主给孩子用抗菌药物吗?

不可以。不同的感染菌对应着不同的抗菌药物选择。另外,不同的感染部位也对应着不同的抗菌药物选择,对于不同种类的抗菌药物,需要掌握很多诊断医学、微生物学、药学的知识才能做出合适的选择。

家长不可以自行给孩子服用抗菌药物,而是应当配合医生进行必要的验血查体,在医生指导下,合理使用药物。

 如何正确使用抗菌药物?

① 在医生的指导下合理使用抗菌药物,不可自行给孩子用药。

② 不能随意增减药物剂量,以免出现副作用或影响疗效。

③ 服用抗菌药物需按医嘱足疗程使用,不要症状减轻后马上停药,以免引起细菌耐药,也不要吃一两次觉得病还没治好就着急换另一种。抗菌药物治疗细菌性感染是个逐渐起效的过程,大概需要 2 ~ 3 天才能看出效果,并不是吃了就能立竿见影,因此不要随意停用或频繁更换药物。

④ 安排好服药时间。比如 1 天 3 次,不等于早、中、晚饭后各 1 次,而是每8 小时服用 1 次。如果两次服药时间间隔太近,会造成药物在血液中的浓度太高,从而导致发生副作用的风险增加,甚至引起肝肾功能损伤。而服药时间间隔太远,血液中药物浓度不够,对细菌的杀灭作用就会减弱,同样会产生耐药性。同样,1天 2 次的药尽量安排每 12 小时服用 1 次。

⑤ 用药前需认真阅读说明书,掌握正确的用法。有些特殊剂型对服用方法和保存方法有特殊的要求,家长在给孩子用药前要多注意。

 如果忘记服药了,该怎么办?是当时想起来的时候补上,还是下次服药时服用两倍的剂量?

正确的做法应该是:如果想起来的时候距离下次吃药还有足够的时间间隔,

可以在想起时及时把忘记吃的药补上，下次的药仍然按原来时间服用。比如，1天吃1次的药（即每24小时服1次的药），在五六个小时内发现忘吃可以补。但如果想起来的时候已接近下一次吃药时间，就不要补了。千万不要1次服用两倍的剂量。

看懂门诊化验单

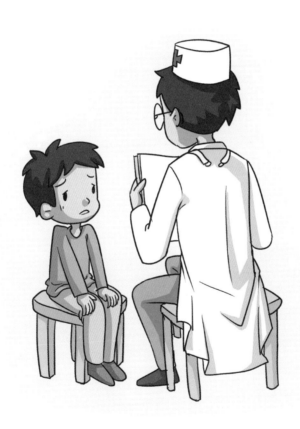

▶ 第一讲　门诊化验的基本知识

 化验单上的符号都是什么意思?

感冒发热是孩子最常见的疾病。当孩子感冒发热时，医生往往会先让孩子去验血，再根据化验结果判断病因进行治疗。久而久之，家长也开始专注孩子的化验单。通过化验单上的那些数据，怎么看出孩子的身体情况呢？又怎么根据化验单来判断孩子是病毒性感染还是细菌性感染呢？这时候我们就需要了解一些关于化验的基本知识。

总的来说，化验单上的定性项目如果出现"+"号或"阳性"，意味着存在异常，需进一步判断原因；化验单上"−"号或"阴性"一般代表正常。定量项目如果出现"↑"或"H"，说明结果高于正常参考范围，"↓"或"L"表示结果低于正常参考范围。

 化验前的准备都有什么?

首先要看清楚化验的地点，一般申请单的下方都会标明检验地址，还可以咨询服务中心的医务人员或者志愿工作者。其次，要尽量让孩子保持安静的状态，因为哭闹会影响化验的准确性。第三，确认检测项目是否需要空腹或遵医嘱，记得要给小一点的孩子穿戴好纸尿裤。

▶ 第二讲　解读血常规

 血常规用来化验什么?

血常规检查的报告单大概包含 20 多项指标结果，通常医生在看血常规化验单的时候比较关注白细胞总数及分类情况、红细胞总数、血红蛋白、血小板和 CRP 等参数。这些数据不仅能反映出机体的造血状态、孩子的营养情况，还能体现出其他疾病。简单来说，血常规的报告单一般都是通过白细胞的总数来判断身体是否发生感染，然后再根据白细胞的分类和数量来判断是什么类型的感染，应该使用哪些药物治疗；通过血色素、血红蛋白含量等帮助判断是否存在贫血，通过各类血细胞、白细胞、血小板的数量和血细胞的形态来判断有无血液系统疾病等。

 白细胞的数值变化有什么意义？

一般而言，白细胞总数增高最常见的原因是急性细菌感染，尤其是化脓性细菌感染，这时白细胞中的中性粒细胞的数量也会增多；当白细胞增多是以淋巴细胞数量增多为主时，则多是病毒性的感染。而白细胞总数减低则多见于病毒性感染、某些细菌感染如伤寒、疟疾等。但有时也不能单纯依靠白细胞的数值得出最终结论，疾病确切的病原菌往往需要医生的综合判断。

 C反应蛋白的数值变化有什么意义？

C反应蛋白即CRP，这是一种急性炎症反应蛋白，如果是细菌感染所引起的炎症，这项数值会高于正常值，这也是确定是否使用抗生素的指标之一。

▶ 第三讲　解读尿常规

 尿常规能测出什么？

尿常规检查是一项检测成本便宜但却非常实用的检查项目，尿常规一般包括尿比重、酸碱度、尿糖、尿蛋白、尿酮体、尿胆红素、尿胆原、亚硝酸盐、红细胞（潜血）、白细胞等，所以一般也称作尿十项检查。尿常规检查对泌尿系统，如肾脏及尿路的疾病具有重要诊断价值。不少肾脏疾病早期就会出现蛋白尿或者尿沉渣有形成分。尿常规检查可以帮助医生对很多疾病，如糖尿病、血液病、肝胆疾病、流行性出血热，进行诊断。

尿常规的检查报告怎么解读?

（1）酸碱度

正常尿液为弱酸性，也可为中性或弱碱性，主要取决于饮食、药物及疾病的种类和病情的变化等。酸碱度偏低见于糖尿病性酸中毒、饥饿、严重腹泻、呼吸性酸中毒、发热等，偏高多见于剧烈呕吐、持续性呼气过度、尿路感染等。

（2）比重

正常尿液比重在 1.015 ～ 1.025，婴幼儿尿比重偏低，尿比重的高低反应肾脏的浓缩功能。尿少时比重增高见于急性肾炎、高热、心功能不全；尿增多时比重增高常见于糖尿病。比重降低多见于慢性肾小球肾炎、肾功能不全、尿崩症、大量饮水等。

（3）蛋白质

正常人尿蛋白常规定性为阴性，如果出现"+"号即检查结果为阳性。导致蛋白尿的原因很多，包括功能性蛋白尿、体位性蛋白尿、病理性蛋白尿，常见有剧烈运动后、高热、进食高蛋白饮食、各种肾脏病和肾血管病等。

（4）尿酮体

正常人尿酮体定性试验为阴性。尿酮体阳性常与糖尿病、妊娠、营养不良、慢性疾病有关，如糖尿病酮症酸中毒，还可能由严重腹泻、呕吐、饥饿、氯仿麻醉、磷中毒、服用双胍类降糖药等导致。

（5）亚硝酸盐

正常情况下为阴性。阳性结果常见于大肠杆菌引起的肾盂肾炎，以及尿路感染、膀胱炎、菌尿症等。

（6）细胞

正常尿定量尿沉渣检查红细胞每高倍视野不超过 3 个，白细胞每高倍视野不超过 5 个，上皮细胞可少量存在。若超过上述标准，则提示存在泌尿系统疾病或其他疾病。

（7）管型

正常尿沉渣定量检查一般是看不到管型的，偶尔看到个别的透明管型，如果出现颗粒管型或红细胞管型，对肾炎的诊断具有重要意义。

 儿童检测尿常规的意义是什么呢？

儿童泌尿系统感染是儿童时期的常见病、多发病，可发生于儿童任何年龄，2 岁以下的婴幼儿发病率较高，女孩发病为男孩的 3 ～ 4 倍。泌尿系统感染如果治疗不及时，可能转为慢性炎症，甚至导致肾功能衰竭。婴幼儿的机体抗菌能力差，使用尿布及穿开裆裤易导致尿路感染，表现为尿频、尿急、尿痛、遗尿（白天或夜间睡着后尿床），临床上称之为尿路刺激征。年龄越小，尿路刺激症状越不典型，越不容易被发现。婴幼儿常常以发热、哭闹、烦躁、食欲减退、呕吐、腹泻、尿裤子为主要症状。此外，还有一些儿童并无症状，通过尿常规筛查异常可以及时发现疾病。

 什么情况下需要连续监测尿常规？

得了泌尿系统感染、肾脏疾病都需要长期监测尿常规。例如，被诊断为链球菌感染后的患儿也需要连续监测检查，有的家长可能对此不理解。那是因为链球菌感染后很可能会导致急性肾小球肾炎的发生，这是小儿时期最常见的一种肾脏病，年龄以 3 ～ 8 岁多见。其原因是一种或多种与肾小球结构具有亲和力的链球菌抗原，在链球菌感染的早期植入肾小球内，接着 10 ～ 14 天后机体免疫反应产生的抗体与肾小球的结构发生作用。简单地说就是，机体的免疫细胞把自身细胞当作了"敌人"，开始"打杀"自己人。由于此病有一定的潜伏期，所以才需要持续监测尿常规检查，以便出现病症时能够及时发现。

▶ **第四讲　影响化验结果的因素有哪些?**

 标本的采集会影响化验结果吗?

　　合格的标本是检验结果准确性的前提,正确的标本采集对结果的准确非常重要。一份合格的标本与患者的情绪、状态、饮食、用药、标本的留取时间、留取容器、标本的温度、保存状态、标本量息息相关。

 尿液标本留取注意事项有哪些?

　　尿常规检查一定要选择干净的容器留取尿液,并且不能混入粪便、水及其他非尿液的物质。不同时间留样标本对结果有影响。例如,空腹尿对尿糖测定更为准确;餐后2小时的尿液对尿糖和尿蛋白结果会更敏感;24小时尿主要用于蛋白质和肌酐定量检测,原则上不用于尿沉渣检查。在实际工作中,经常会遇到患儿家属抱怨小孩子尿液不容易留取,经常留不到10毫升的量。那么尿量的多少对结果是否有影响? 现在门诊一般是做尿常规+定量尿沉渣,尿量低于4毫升,尿分析仪将无法吸取尿液进行常规10项的检测,尿量不足10毫升影响最大的就是定量尿沉渣。因为是把10毫升的尿液经过离心机离心后取浓缩的成分进行化验,所以当尿量少的时候尿的沉渣就不足了。错误的结果很可能会误导医生做出的判断。有的家长看尿量不够就在里面兑点自来水,这种做法是非常错误的,水会稀释并破坏尿液里的有形成分,使检测结果不准确。所以家长要多一点耐心,为了检验结果准确,把尿液留好、留够量。

 血液标本采集注意事项有哪些?

　　采血一般需要在患者安静状态下进行。如果患者处于高度紧张的状态,会使血红蛋白、白细胞增高。儿童比较容易出现这类情况,采集指血应尽可能在孩子情绪平稳时操作。

　　大多数检验项目要求在采血前禁食8～12小时,且前一餐需清淡,以清晨空腹为佳。因为饮食中的不同成分可直接影响检测结果。哺乳期的婴儿至少在下次喂乳前进行采血，婴幼儿最好空腹 3 ～ 4 小时，学龄前儿童空腹 4 ～ 6 小时，学龄童及以上年龄空腹 8 ～ 12 小时。另外，空腹时间也不宜过长，长期饥饿会使血中多项指标发生改变，例如，胆固醇、甘油三酯、载脂蛋白等降低，血肌酐、尿酸升高，血中甲状腺素 T3、T4 明显减少，所以空腹也应适度。

大便标本采集注意事项有哪些？

① 收集粪便标本的方法因检查目的不同而有差别，如一般检验留取指头大小（约 5g）新鲜粪便即可（稀水便留取 1ml）。将粪便放入干燥、清洁、无吸水性的有盖容器内送检，如果手边没有医院提供的便盒，塑料袋、一次性纸杯或塑料杯等干净容器均可。一般检验不应采取尿壶、便盆及尿不湿上的粪便标本，会对检验结果造成影响。粪便标本中也不可混入植物、泥土、污水等。

② 粪便标本应选择其中脓血黏液等病理成分检查，若无病理成分，可多部位取材。采取标本后，应在 1 小时内送检，否则可因 pH 值及消化酶等影响而使粪便中的细胞成分破坏分解，会影响检验结果。

③ 检验蛲虫卵需要用软黏透明纸拭子，在清晨排便前由肛门四周拭去标本，也可用棉拭子拭去，但均需立即送检。

④ 检查阿米巴滋养体，应于排便后迅速送检，立即检查，冬季须采取保温措施。

还有哪些因素会影响化验结果？

（1）体位

体位影响血液循环，血液和组织间液会因体位不同而改变平衡，细胞成分和大分子物质的改变较为明显。例如，由卧位改为直立位，血浆白蛋白 ALB、总蛋白 TP、钙离子 Ca^{2+}、总胆固醇 TC、各种酶和胆红素等浓度会增高；血色素 Hb、血细胞比容 HCT 与红细胞 RBC 等也可增加。激素类或神经源性物质改变更为明显，如血浆醛固酮的卧位与直立位就有很大的差别。正是由于体位影响的因素，在采集标本时要注意保持正确的体位，结果比较时关注体位的一致性。

（2）药物

药物对检验结果的影响非常复杂，在采样检查之前，由主管医师根据患儿病情，暂停正在使用的药物为宜。如果某种药物不可停用，则应了解可能对检验结果产生的影响。例如氨苄西林可使谷丙转氨酶活性增高，咖啡因可使胆红素增加，维生素C可使血糖、胆固醇、甘油三酯、尿酸严重降低。阿司匹林、潘生丁等药物能抑制血小板聚集，对测定方法产生影响。申请细菌培养项目时，需标注是否使用抗生素等。

（3）运动

运动时，体液分布发生改变会导致血液生化指标的明显变化。剧烈运动时（如马拉松比赛后），血钾、钠、钙、碱性磷酸酶、肌酸激酶、白蛋白、糖、无机磷、尿酸、尿素胆红素、天门冬氨酸氨基转移酶均升高1倍以上，白细胞总数、丙酮酸、乳酸可迅速增加，而血清非酯化脂肪酸则迅速下降。因此，为获取客观准确的检验结果，抽血前应注意休息，避免剧烈运动。

护理篇

新生儿洗澡有讲究，
你洗对了吗？

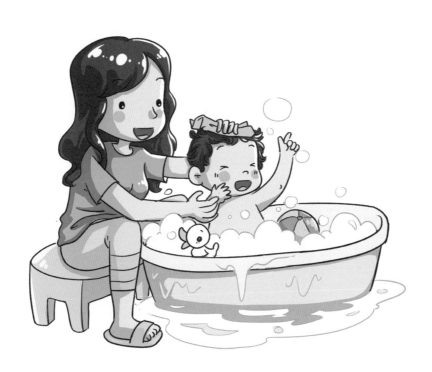

▶ **第一讲　家有新生儿，到底能不能洗澡？**

 宝宝还在月子里，为啥要洗澡？

　　新生儿就是指从刚出生一直到满 28 天的宝宝。新生儿的新陈代谢是极为旺盛的，又特别容易出汗，所以宝宝的皮肤会受到汗水和污垢的污染。同时宝宝的小脐带结扎后还未脱落，大小便又很频繁，如果不清洗，皮肤很容易长出皮疹，给细菌以侵入的机会，造成感染。而且刚出生的宝宝身上都会有一层起保护作用的胎脂，我们要通过洗澡擦拭，逐渐地把这层胎脂去除，防止细菌孳生。

 新生儿多久洗一次澡？一次洗多久？什么时候洗？

　　从宝宝生后第二天开始，如果家里的条件允许，就可以每天洗一次澡了。宝宝洗澡的时间最好能够控制在 5 ～ 10 分钟。如果时间太长，就容易散失太多的热量。我们建议在上午阳光充足，家里温暖的时候给宝宝洗澡，洗完澡还可以给宝宝做个抚触，跟宝宝玩一会儿。洗澡的时间可以安排在两餐奶之间，防止由于洗澡的时候活动太多，宝宝吐奶，引起呛咳。

▶ **第二讲　洗澡前要做什么准备？**

 怎么给宝宝选浴盆？多大的才合适？

　　浴盆应该选有防滑底层，且易于清洗的。浴盆大小以宝宝能够平躺在里面，上下不会碰到为宜。如果浴盆太小的话容易上下磕碰到宝宝；浴盆太大了，水的温度容易散失，宝宝容易着凉。而且如果爸妈不小心没有扶住宝宝，宝宝滑入水里容易呛水。同时也可以另外放置防滑垫，以防止宝宝滑入盆中。

毛巾怎么准备和使用？还需要准备什么？

需要准备纯棉不脱毛絮的大浴巾一块，小毛巾两块，一块用来洗脸，一块用来洗小屁股。还要准备干净的换洗衣服、尿裤、75% 的医用酒精和消毒棉签，婴幼儿专用的洗发液、沐浴露、润肤露及护臀膏等。

 室温和水温控制在多少？怎么知道水温合不合适？

洗澡前要先把门窗都关紧，房间的温度调节到 26 ～ 28℃。如果是冬天室内没有暖气，当屋子温度不够的时候，爸妈要注意提前半小时打开电暖器或者空调，室温上升后才能开始给宝宝脱衣服。水温要控制在 38 ～ 40℃。如果家里没有水温表，怎么知道水温是合适的？伸出爸妈的胳膊，用前臂内侧的皮肤测试水温，感觉不烫就是合适的了，这个部位感应到的温度是最贴近宝宝的需要的温度的。

▶ 第三讲　洗澡步骤是怎样的？

 洗澡时要怎么抱宝宝才稳当？

我们都知道宝宝的头很软，用左胳膊肘将宝宝的身体夹在腋下固定好。用左手托住宝宝的头和脖子，左手的拇指和中指托住头的同时，压住耳郭并反折过来，以盖住外耳道，防止水流进耳朵眼里。其余手指和手掌固定住头颈部，不要让宝宝的头随意晃动，以保证宝宝的安全。

 给宝宝洗澡，具体步骤和操作是怎样的？

洗澡的顺序是这样的，从上到下，先洗脸、头、脖子，然后是上半身，最后再洗下半身。在洗澡之前，爸妈一定要做好自己的准备，取下手表、戒指、手链等装饰物，防止划伤宝宝的皮肤，然后给宝宝脱去衣服露出全身，裹上准备好的大浴巾。

给宝宝洗澡时，将宝宝的头挪到浴盆边，用上面说的方法将前臂伸到水里试一下水温，同时右手拿一条干净的小毛巾蘸湿，然后拧干水，从宝宝眼角的内侧向外侧擦拭，换一个小毛巾的角再擦拭另外一只眼睛，也是从内侧擦到外侧。再换一个毛巾角擦鼻子，沿着鼻梁往下捋，同时要注意不要把毛巾上的水带到鼻腔里。最后一个毛巾角则用来擦嘴角，把口周都擦干净。然后放下毛巾，将手蘸湿，撩起一点水给宝宝洗脸。给宝宝洗脸爸妈需注意，使用清水洗干净即可，不需要使用浴液或者宝宝洗面奶之类的产品。因为前面已经提到过了，宝宝自己会产生保护自己的油脂，不要过多地破坏宝宝的皮肤环境。接下来就该洗头了，用空出来的右手挤一点婴儿洗发露，轻轻地在水里揉搓出泡沫，按摩头皮，然后用水冲洗干净，不要使劲揉搓，最后用大浴巾把宝宝头发擦干净。

洗完宝宝的头、脸之后，去掉浴巾，还是用左手握住宝宝左手的手臂，让宝宝的头枕在自己的左侧前臂上，小屁股可以坐在浴盆里，轻轻地撩水打湿宝宝的身体，右手用洗脸的小毛巾蘸上少许的沐浴露，让宝宝的头微微地后仰露出脖子。因为宝宝的脖子还不能挺住，所以爸妈把自己左手的位置摆好以后，宝宝自然而然地就会仰躺在爸妈的左臂上。然后按照顺序从上到下的清洗脖子，前胸，腋下皱褶的地方，小肚子，两只胳膊，还有两只小手。这里要注意，凡是皮肤皱褶处的地方都要洗到，洗干净。宝宝的小手会握得紧紧的，一定要轻轻地掰开，把手心冲洗一下，防止宝宝拽住衣服上的线头勒伤自己，最后用清水将泡沫冲洗干净。再换一块洗屁股的小毛巾，蘸一些沐浴液，清洗宝宝的腹股沟、会阴，同时换右手托住宝宝的左手臂，把宝宝翻过来，让宝宝趴在右胳膊上，再洗宝宝的背部、小屁股、腿和小脚丫。宝宝洗干净之后，将宝宝抱出水，放在大毛巾上蘸干。这里说的是蘸干，而不是用大浴巾反复擦。整个洗澡时间最好能控制在 5 ~ 10 分钟，不宜过长，时间太长，水温降低，宝宝会着凉的。

第四讲　洗完澡，怎么做护理？

 痱子粉、润肤油，能不能给宝宝用？

有的爸妈会问，夏天怕宝宝太热，想给宝宝抹点痱子粉行不行？可以在身体躯干部位使用，将痱子粉倒在妈妈的手掌心，抹匀后再涂抹到宝宝的身上，不建议直接往宝宝脖子下面扑痱子粉，粉尘易误吸入至呼吸道进入体内。同时，也不建议把痱子粉用在宝宝的屁股和大腿根处。因为宝宝的小屁股皮肤非常娇嫩，大便次数多了就容易刺激皮肤出现红屁股，目前市面上的痱子粉主要成分是滑石粉，滑石粉会吸收掉皮肤表面多余的水分和油脂，但是皮肤失去了水分和油脂的保护反而会加重臀红，所以不建议在屁股和大腿根使用。

红屁股的宝宝可以使用护臀霜或是婴儿油，要注意油脂类的护臀用品需要爸妈用手轻轻地按摩使之吸收，而不是让它浮在皮肤的表面。不吸收根本起不到保护皮肤的作用。

 洗澡的时候宝宝耳朵进水了，怎么办？

洗完澡以后爸妈要仔细地看看宝宝的外耳道有没有水。如果不小心进水了，也不要过度紧张，水会自己流出来，爸妈再用棉签轻轻转圈擦拭一下即可，但是要注意不要将棉签过度地伸进耳道。

 宝宝鼻子里有鼻痂怎么办？

爸妈要注意不要用手抠宝宝的鼻子，以免损伤娇嫩的鼻腔黏膜，引起出血和感染。正确的方法是，如果鼻痂堵在鼻孔口，可以用小棉签轻轻地卷出来。如果鼻痂在鼻腔比较深的地方，那就要先用温水热毛巾热敷一下，然后轻轻地挤压鼻翼，促使鼻痂逐渐地松脱掉出来，或者是用吸鼻器将鼻痂吸出来。

脐带洗澡时弄湿了，要不要紧？

　　出现这种情况爸妈不用紧张，洗澡后使用酒精棉签消毒干净就好了。但是一定要记住，要提起脐带消毒脐窝的里面，首先提起脐带的断端，露出脐带的根部，用酒精棉签擦拭脐窝。这个地方如果有血痂，一定要多擦几次，擦拭干净。如果感觉脐窝有好多分泌物，爸妈又分不清到底是血还是脓的时候，就要赶紧带宝宝到医院就诊。

 宝宝的私处该怎么护理？

　　男宝宝的包皮过紧的时候，爸妈需要用棉签沾取婴儿油，轻轻擦拭包皮口，可以尝试将包皮向下撸，切记不要过于用力，即可去除分泌物。对于女宝宝，爸妈则需要用食指和拇指分开大阴唇，然后用棉签蘸点婴儿油，清理掉外阴的胎脂和分泌物，防止宝宝出现泌尿系统的感染。

▶ **第五讲　洗完澡，怎么做抚触？**

 给宝宝洗完澡，怎么做抚触？

　　抚触按摩可以促进宝宝发育，促进宝宝免疫系统的发育，促进血液循环，可以使宝宝的肌肉得到锻炼变得更结实。另外，抚触还是一种向宝宝表达爱意的方式，可以使宝宝的交感神经兴奋起来，有利于宝宝的健康成长。

　　抚触的顺序是这样的，从前额、下颌、头部、胸部、腹部、四肢一直到脊背和臀部。首先双手要在宝宝的头顶轻轻地画圈，做圆周运动，这里需要注意的是一定要避开囟门。然后用指尖从中心向外按摩宝宝的前额，轻轻地从宝宝的额部中间向两侧推，逐渐向下，移向眉毛，再到双耳，然后从宝宝的颈部向下，慢慢地移到肩膀，从脖子向后按摩，用手指和拇指按摩宝宝的脖子，从耳朵到肩膀，从下巴到胸前，然后再从宝宝的脖子向肩膀按摩。接下来是胸腹部，胸腹部的按摩要轻轻地沿着肋骨的曲线向下抚触，向下抚触宝宝的胸部，轻轻地顺着肋骨一条一条抚触，然后在腹部的时候要用手掌轻轻画圈，由肚脐向外做圆周运动，顺时针方向逐渐扩大，同时要注意不要太用力。四肢的按摩是从手腕到手肘，然后再到肩膀。再下行至手腕，最后按摩手掌、手指。手指的抚触大家一定要注意，要从指端一直到指尖，轻轻捋一下，这里是我们感觉神经最兴奋的地方。下肢则是从大腿向脚踝的方向轻轻抓捏，从脚跟到脚趾，并且像手指一样，分别按摩每一根小脚趾。按摩后背的时候，要把宝宝翻过来，这时候要注意不要堵住鼻孔，用两个手掌从宝宝的腋下向臀部方向按摩，同时用拇指轻轻地按压宝宝的脊梁骨。需要注意的是，按摩抚触的动作一定要特别轻柔，要边按摩边和宝宝轻声说话或给宝宝唱歌，让宝宝充分享受这一过程，感受到爱。

 ### 抚触做多久比较合适？每天都要做吗？

经过临床证实，抚触可以促进婴儿生长发育和神经系统的发育，这是一项成本低、效益好，而且非常容易掌握的实用技术。建议每天给宝宝做 1 次抚触，每次持续 15 分钟，由爸妈坚持做婴儿抚触，一直到生后 42 天。有条件的爸妈可以抚触至 1 周岁。

▶ 第六讲　给新生儿洗澡，有什么要注意的？

 ### 宝宝头顶结痂，洗不干净怎么办？

很多宝宝出生的时候，因为没有及时清理胎脂，又不敢给宝宝洗澡。时间长了就会发现头顶上长了一层"头盖儿"，跟头发长在一起，洗头无法洗掉，这种情况应该怎么办呢？

首先要把宝宝放到暖和的屋子里，把婴儿油倒在手心里，轻轻地涂在"头盖儿"上，这里要注意婴儿油用量一定要大，要完全地覆盖"头盖儿"，大约 1 小时之后，会发现"头盖儿"变软了，这时用一把宽齿的梳子轻轻地把松动的"头盖儿"梳下来就行了。如果还有部分特别顽固的，可以等到第二天洗澡之前，再照这样来一次，如此反复两次"头盖儿"就可以清除干净了。

 给宝宝洗澡后，皮肤出现红斑是怎么回事？

宝宝的皮肤是很娇嫩的，用热水刺激以后身上可能会出现一块一块的红斑，没有破溃，我们称之为新生儿红斑。遇到这种情况爸妈不要着急，红斑是会自己消退的。

 宝宝出现了"红屁股"，还能不能洗澡？

宝宝会出现"红屁股，大部分原因是因为大便后没有及时清理或清理不干净，大便中的消化液侵蚀了皮肤，造成了"红屁股"。这种情况下，爸妈更要及时地给宝宝洗屁股，洗干净以后抹上油脂类的护臀霜进行保护，就会逐渐好转。

 宝宝打了疫苗还能不能洗澡？

宝宝接种疫苗后 24 小时不要洗澡。因为很多宝宝在接种疫苗时可能会出现发热反应，这时候洗澡宝宝会不舒服，并且为了避免接种疫苗的地方出现感染，最好打疫苗过 24 小时后再开始给宝宝洗澡。

 什么情况下，不能给宝宝洗澡？

如果宝宝身体不舒服，比如出现不吃奶、吐奶、咳嗽得厉害，皮肤破溃或出现大量皮疹，就不应给宝宝洗澡。如果宝宝体温在 37.5℃以上，那爸妈应首先要查找原因，看看是什么原因引起宝宝发热，如果出现宝宝精神萎靡建议前往医院就诊。

如何给宝宝护理小屁股，预防尿布疹？

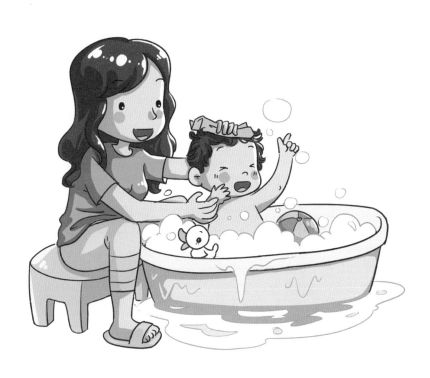

▶ 第一讲　怎样呵护宝宝娇嫩的小屁股？

 是选择尿布好，还是选择纸尿裤好呢？

爸妈一般会选择纸尿裤，但长辈们更愿意选择纯棉的布裁剪成尿布。到底是选择尿布好，还是选择纸尿裤好呢？

其实，不用尿布和纸尿裤最好，皮肤可以直接呼吸，而且无论是尿布还是纸尿裤更换不及时的话，都容易造成宝宝臀部的皮肤受损。但是相对而言，纸尿裤吸水比尿布快，更能保持臀部皮肤的干燥，透气性比尿布更好，不闷热，而且使用更方便，减少了清洗尿布的工作。但需要注意的是，纸尿裤也要及时更换，并根据宝宝成长选择合适的号码。

 纸尿裤多长时间更换一次？

各种纸尿裤都有使用说明，纸尿裤外面有指示线，尿湿以后会变颜色，爸妈要会看。这里要提醒一下年轻的爸妈，当宝宝由老人照看的时候，一定要教会家里的老人如何使用及观察纸尿裤。

一般情况下，更换尿裤的适当间隔为 2～3 小时，每天换 10 次左右。也可以根据实际情况，随时更换。但是，爸妈要注意，穿上纸尿裤并不是一劳永逸。常常有爸妈长时间不给宝宝换尿裤，造成宝宝"红屁股"，甚至出现尿布疹。

 如何正确选择合适的纸尿裤？

选对纸尿裤，关键不在于品牌。实际上，从品牌来说，只要是正规的纸尿裤，都可以选择。一般要根据宝宝的年龄、体重来选择纸尿裤。纸尿裤太小，容易有勒痕，造成皮肤损伤；纸尿裤太大，则容易有粪便漏出。

 为什么要给宝宝擦护臀霜？

护臀霜主要起到保湿的作用，就像我们每次洗澡之后，会感觉身体的皮肤比较干，涂上润肤乳之后，皮肤会湿润、舒服。每次给宝宝清洁小屁股后，都可以涂抹护臀霜，以隔绝刺激性物质，预防"红屁股"。如果是长期慢性腹泻的宝宝，就要选择专用的皮肤保护剂，以隔离排泄物与皮肤的接触。在每次清洁完屁股之后，涂抹护臀霜即可。

▶ 第二讲 如何给宝宝洗屁股？

 清洗的方式是冲洗好，还是盆浴好？

在给宝宝洗屁股时，最好采用冲洗的方式，也就是使用流动的水来清洗屁股。但是一定要注意水温，水温合适后再给宝宝洗屁股。也有爸妈问，清洗时用清水洗好，还是盐水洗好？我们的建议是清水即可，不要用盐水、肥皂或浴液等。

 清洗的步骤有讲究吗？

打开纸尿裤后，先用纸巾或者湿巾清理一下屁股，做一个初步的清洁，然后再清洗。

清洗时，如果体位是仰卧位（面部朝上），应自尿道向肛门方向从上向下冲洗；如果是蹲着，就是从前向后清洗。因为尿道口在前，肛门在后，先洗尿道口，再清洁肛门，否则容易引起泌尿系统感染。清洗的时候，皮肤或肛门皱褶处及男宝宝的阴囊后方比较隐秘，爸妈一定要注意清洗到位。

 隐秘部位该如何清洗？

有一些特殊的部位爸妈也要注意，比如给男宝宝清洗屁股时，要从大腿皱褶向阴茎方向清洗。如果是女宝宝，要按照尿道、阴道、肛门的顺序清洁。如果确实有分泌物，爸妈在清洗之后，用干净的棉签小心地清洁，并且避免触碰尿道口。

▶ 第三讲　如何给宝宝擦屁股？

 给宝宝擦屁股的纸要怎么选？

在给宝宝擦屁股的时候，要选择合适的用物，比如吸水性好的毛巾、棉巾、纸巾。有爸妈会问有没有必要使用专门的婴儿纸巾。实际上，只要选择吸水性好的纸巾即可，爸妈根据自身情况自由选择。

至于湿巾的选择，建议选择儿童专用的湿巾。因为有些湿巾含有消毒液成分，比如酒精，会刺激宝宝的皮肤，不适合宝宝使用。爸妈在购买时，要注意看一下湿巾的成分表。

 擦屁股的正确手法应该是怎样的？

虽然我们是说给宝宝"擦"屁股，但实际上并不是拿着纸巾摩擦宝宝的屁股，而是采用"轻蘸"的方式。也就是将纸或者棉布垂直贴在皮肤上，再拿开，反复多次直至吸干水分。

▶ 第四讲　宝宝出现"红屁股"，该怎么办？

 宝宝为什么会出现"红屁股"？

宝宝的臀部皮肤很娇嫩，角质层薄，加上尿液、粪便这些分泌物的刺激，如果屁股的清洁不及时，很容易引起臀红，也就是我们常说的"红屁股"。腹泻的宝宝尤其需要注意，长时间、反复刺激臀部皮肤，会引起很严重的皮肤损害。

 宝宝出现了"红屁股"，怎么办？

宝宝如果出现了"红屁股"，最初会表现为屁股上的皮肤潮红，如果处理不及时，之后还会逐步形成小水疱、大水疱，引起皮肤的破损。

当发现宝宝出现"红屁股"时，爸妈应当注意清洁宝宝的屁股，最好每次清洁后都给宝宝擦护臀霜。清洁的时候要注意手法，一定要轻柔，否则可能会加重宝宝的疼痛和不适。

每一次清洁了屁股之后，也不要急着给宝宝穿纸尿裤，可以让宝宝趴着，晾一晾小屁股。

但是，如果皮肤的情况比较严重，出现了破损、流脓的话，爸妈就不要自己在家处理了，应及时带宝宝去医院就诊，根据医嘱对症用药。

 护臀霜和药，能同时擦吗？

不能。如果已经给宝宝擦药了，就不需要再涂护臀霜了。擦药的时候应当注意几点：第一，爸妈给宝宝擦药前要清洁双手；第二，先清洁屁股，再擦药；第三，根据医嘱涂抹用药，范围应比患处大一些。在临床上，轻度的红屁股对症用药后大约 3 天能够恢复，但是如果红屁股比较严重的话，则需要 1 周甚至更长时间才能好。

▶ 第五讲　宝宝腹泻时，护理应该注意什么？

 腹泻宝宝用过的纸尿裤该如何处理？

宝宝腹泻，爸妈一定要注意纸尿裤的处理。无论宝宝是大便后还是小便后，都需要将纸尿裤从外向内卷起来，扔到垃圾袋中，及时清理。一来可以减少不好的气味，二来是因为有的肠道病毒是可以通过空气传播的，这样做可以减少交叉感染。

 护理腹泻宝宝，爸妈应该注意什么？

某些病毒或细菌是会在成人和儿童之间相互传染的，比如轮状病毒、诺如病毒等，所以爸妈洗手是非常重要的。不管是接触宝宝之前还是之后，或者是接触宝宝的排泄物之后，都要认真洗手。此外，宝宝的物品，比如盆、毛巾、手绢等一定要专用，不能混用。

 如何给宝宝消毒衣物、用具等？

平时也要注意对宝宝用物的消毒，最简单的方式就是放在太阳下暴晒30分钟以上，或者煮沸消毒30分钟。如果无法清理，或者使用的时间太长，要果断更换掉。

孩子得了肺炎，
爸妈该怎么护理？

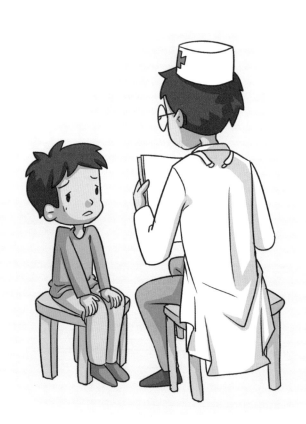

▶ 第一讲　孩子有肺炎，发热怎么护理?

 发热多少摄氏度要口服退热药?

在临床中，腋下体温高于37.2℃，口腔舌下温度大于37.5℃，或直肠温度大于38℃，都称之为发热。发热时宝宝可能会精神、食欲不振，有时还会出现呕吐、喂养困难或脱水等一些表现，部分孩子可能会出现高热惊厥。

爸妈要让发热的孩子多饮水，可少量多次地补充水分，要保证充分的休息和睡眠。如果孩子体温超过38.5℃，或者伴有不舒服的一些症状，可以使用退热药。

 发热时应该怎么办?

孩子发热的时候，家长不要给孩子穿得过多过厚，因为过厚的衣服会阻碍身体的散热。可以给孩子盖上薄的被子，避免身体过度寒冷而引起寒战。

必要时还可以给孩子温水擦浴，擦浴时要注意以下几点：首先水温控制在32～34℃为宜，擦拭的重点部位在颈部两侧、腋下、腹股沟、肘窝等处。擦拭力度要均匀，同时轻轻按摩几下可以促进血管扩张，擦拭至皮肤略发红即可，可反复多次擦拭。在擦拭的过程中也要随时监测体温的变化。擦拭的时候应避免擦拭心脏的部位、手心及脚心。

 服用退热药有什么注意事项?

口服退热药以后30分钟，家长要给孩子复测一下体温，让孩子多饮水，防止因体温下降、大量出汗引起体内水分丢失。孩子体温有所下降以后，要适当进行保暖，家长应及时给孩子更换衣服，防止着凉。

注意不要用酒精擦拭孩子身体或洗冷水澡，因为孩子身体本来很热，这样做会快速降低皮肤温度，导致寒战、肌肉收缩，产热过程也会进一步增加体温，会让孩子感觉不舒服。

孩子出现什么情况，最好到医院就诊？

• 患儿皮肤口唇黏膜干燥，发白，皮肤弹性减低。

• 患儿出现了抽搐。

• 患儿出现了不褪色的皮疹。

• 患儿活动减少，嗜睡或者是没有正常的应答。

• 患儿鼻翼翕动，呼吸气促。6 ～ 12 个月的患儿，呼吸大约 50 次 / 分，1 岁以上的患儿呼吸大于 40 次 / 分。

• 心动过速。1 岁以下的患儿心率大于 160 次 / 分，1 ～ 2 岁的患儿心率大于 150 次 / 分，2 ～ 5 岁的患儿心率达 140 次 / 分。

• 婴幼儿进食及尿量均较平日有明显减少。

• 3 ～ 6 个月婴儿体温 ≥ 39℃，小于 3 个月的患儿体温 ≥ 38℃，患儿体温发热超过 5 天，都要及时到医院去就诊。

第二讲　孩子一直咳嗽，在家怎么解决？

 孩子夜间咳嗽明显怎么处理？

孩子夜间睡觉时因鼻涕流到咽喉后部，可刺激引发咳嗽加重，可尝试将孩子头部方向的床垫抬高 30°。抬高头部可以减少鼻腔分泌物向后引流，减少刺激引起的咳嗽。还可以变换体位，最好是左右侧轮换，这样有利于分泌物的排出。夜间室内寒冷干燥，可以适当地加强取暖并加湿，以减少外界对气道的刺激。

 孩子有痰怎么办？

首先，家长要让孩子适当多饮温开水，这样有助于维持呼吸道黏膜湿润，有助于痰液的排出。

其次，家长可以在家里给孩子拍背，有助于排痰。小宝宝通常还不会把痰咳出来，吞咽下去的痰可经消化道通过大便排出。拍背排痰的最佳时间是清晨起床后，夜间由于体位的关系，呼吸道内会沉积大量的痰液。平时给孩子拍背应选在孩子喂奶或进食前，这样可以防止震荡过度造成呕吐，影响营养吸收。

拍背时让孩子采取俯卧位、侧卧位或坐位均可，便于孩子将痰排出。家长拍背时需要将五指并拢，微微蜷起，形成中空状，这样孩子不会感到疼痛。

拍背应把两肺的上下左右前后位置都拍到。孩子保持立位，家长从下向上拍，不要有遗漏。

着重拍背部下方等容易沉积液体的部位，即有病变的区域。每天 3 ～ 4 次，每次 10 ～ 15 分钟，拍背的力度应该均匀适中，以发出啪啪的响声为度，否则拍了也没有效果。

拍背方法正确了，患儿不仅不会感觉到疼痛，反而会觉得舒服。但对体质虚弱的孩子就要更小心一些了。

有的家长担心拍背后，孩子不会吐痰，痰液还是出不来。其实当痰出来以后，有些孩子并不是咳不出来，而是咽了下去。消化道内会有许多的消化酶和酸性液体，也是可以杀灭细菌和清除异物的，家长不要担心。对于年龄较大的孩子要多鼓励咳痰，如果喉中痰鸣气促，咳痰不畅，要及时就诊，防止延误病情。

▶ 第三讲　孩子做雾化治疗，有哪些需要注意的?

 孩子做雾化治疗，要不要先咳痰?

雾化治疗和咳痰这两者没有绝对的先后，只是一般来说是先雾化治疗再咳痰，痰液比较易于排出。但如果孩子年龄比较小，痰液多且黏稠，尽量还是先保持呼吸道的通畅再做雾化治疗，这样能提高雾化治疗的效果。

 孩子如何做雾化治疗?

雾化治疗时应尽量保持坐位或者是立位，将雾化装置罩住口鼻。年龄比较小的孩子尽量在保持安静状态下自然呼吸。年龄大的孩子要尽量做到嘴吸鼻呼，吸气后略屏气两秒，使药物充分吸入到肺部。做雾化治疗时，注意不要将雾气喷到眼睛。

 做雾化治疗前后注意什么？

孩子进行雾化治疗前不能涂抹面霜，做完雾化治疗要用湿毛巾擦脸，以清除残留药物，并且要漱口。年龄比较小的患儿，注意要饮水，以减少药物在咽部的停留。

雾化治疗结束后要及时清洗雾化装置，并注意附件的清洗。一般建议用＜40℃的温水冲洗，自然晾干备用，以防止交叉感染。

 做雾化治疗时孩子哭闹不配合怎么办？

有的孩子不能很好地配合雾化治疗，家长又很着急，于是就让孩子哭着做完雾化治疗。其实这样雾化治疗的效果并不好。孩子在哭闹的时候呼吸是不均匀的，会导致药液不能充分地吸入气道。建议家长安抚好患儿，在安静的状态下完成雾化治疗。如果孩子仍不能配合，则可以选择在睡眠的时候进行雾化治疗。

▶ **第四讲　肺炎患儿生活上要注意什么？**

 孩子得了肺炎，该怎么吃？

首先要合理饮食，给孩子吃清淡易消化的食物，例如母乳、牛奶、米汤、菜粥、面片等，但是要少食多餐，并且适当地补充优质蛋白质及多种维生素。

孩子咳嗽时可以喝有止咳润肺功效的蜂蜜水或者百合梨水吗？答案是可以适量饮用，但甜度应该适度，不宜过甜。另外，咳嗽的孩子也可以喝凉的白开水，但是最好分多次口服。

至于水果，可以选择应季的水果或孩子生病前食用过的水果种类，尽量不吃之前没有吃过的品种，并且要适量食用，以免引起胃肠道的不适。

 家里有没有必要用加湿器和净化器？

咳嗽跟呼吸的空气有很大关系。如果空气污浊，或者是太干燥，孩子就会咳得厉害。所以，在家里护理孩子时，家里要保持空气新鲜，定时开窗通风，使屋里的空气保持清新，保持适宜的温度和湿度。若室外空气质量不好，要使用空气净化器来改善室内的空气质量；若空气干燥，要用加湿器增加室内湿度，使用加湿器使室内湿度保持在 50% 左右，湿度太大也不行，容易使房间孳生霉菌。

需要注意的是，加湿器要及时清洗，如果清洗不及时，加湿器内部会孳生霉菌，并随雾气进入到空气中，更容易引发呼吸道的感染。净化器也要注意及时更换滤芯。

家长也可以选择让孩子吸入水蒸气的方式缓解咳嗽。比如睡前在浴室内放会儿热水，待蒸气充满浴室，把孩子抱进去尽可能多待一些时间，让呼吸道通过多吸入一些水蒸气获得充分的滋润，这个方法也有助于缓解鼻塞和咳嗽。

 在预后方面，应该注意些什么呢？

肺炎康复期孩子应避免去人多的公共场所，防止交叉感染。家长最好随时注意天气的变化，及时给孩子添加衣服，防止受凉。

肺炎患儿预后的饮食可逐步过渡到正常。但千万不要觉得孩子在生病的时候营养不够，就给孩子吃生猛海鲜、鸡鸭鱼肉进行狂补。因为孩子在生病的时候，本来胃肠功能就不好，适应了清淡易消化的饮食，突然增加大量高蛋白的饮食，会使胃肠负担过重，出现消化不良或者急性胃肠炎的症状，因此一定要循序渐进。

在运动方面也是如此，要逐步增加户外运动，不要让孩子突然过度运动。

口腔护理，爸妈要怎么做？

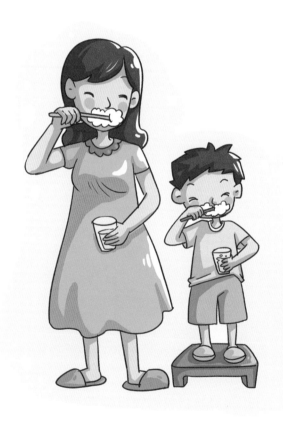

▶ **第一讲　长牙前，也要做口腔护理！**

 给孩子做口腔护理，为什么很重要？

由于口腔是呼吸消化道的入口，具有咀嚼、吞咽、语言表情等重要生理功能。口腔也是病原微生物侵入机体的重要途径之一，此环境很适合细菌的生长和繁殖，如果不注意清洁，很容易导致口腔孳生细菌，引起各种口腔疾病。由于婴幼儿自理能力差，易发生口腔炎症，如果孩子体弱多病，进食、饮水减少，更容易发生口腔疾病。所以不同时期的孩子都必须做好口腔护理。

孩子出生后口腔内的菌群尚未稳定形成，如果不注意护理，容易导致真菌感染。孩子 4 ~ 6 个月第一颗乳牙开始萌出，如果爸妈不注意孩子口腔卫生的维护，就容易埋下形成蛀牙的隐患。所以，孩子的口腔护理需从新生儿时期开始。

 孩子没长牙时，口腔护理应该怎么做？

从新生儿时期就要开始给宝宝做好口腔护理。

① 在新生儿时期，宝宝每次喝完奶后，可以用纱布蘸取清水轻轻擦拭牙龈，去除残留的奶液，这样可以有效地帮助宝宝清洁口腔。配方奶喂养的宝宝，吃奶后可以给宝宝喂白开水，这样可以起到清洁口腔的作用。

② 如果宝宝是母乳喂养，妈妈要注意不要过度地清洁乳头，乳头上的细菌有利于宝宝体内益生菌菌群的建立，但切记要注意手卫生。

③ 如果宝宝是人工喂养，宝宝的奶瓶和奶嘴及配奶的器皿都要彻底清洗消毒后再用。在冲调奶粉时也要注意温度，在喂奶之前务必在手臂前侧测试一下温度，以免水温过高烫伤宝宝的口腔黏膜。

④ 妈妈尽量不要让宝宝养成含着奶嘴入睡的习惯，尽量不使用安抚奶嘴。如果这种习惯不易去除的话，很容易造成龋齿和牙颌的畸形，不利于宝宝的健康和牙齿的美观。

⑤ 每次喂完奶后需要再喂点清水，起到清洁口腔的作用。每天可以早晚各一

次，用消毒纱布蘸温开水擦拭口腔黏膜和牙床。这种习惯的形成，也有利于未来刷牙习惯的建立。

▷ 第二讲 长牙了，怎么做口腔护理？

 第一颗乳牙长出来，该怎么做？

宝宝萌出第一颗牙后，可以选用套在手指上的指套牙刷来为宝宝刷牙，这样不仅能洁齿，还能轻轻按摩牙龈。指套牙刷大多是用为宝宝专门设计的咬牙胶做的，有多种造型，有的突出沟槽，有的具有按摩牙龈的作用，有的还是水果味的，深受宝宝们的喜爱，还能满足宝宝想咬东西的欲望。但是爸妈帮助宝宝做牙齿清洁的时候，一定要轻柔缓慢，避免损伤牙龈和牙床。

 母乳会导致孩子龋齿吗？人工喂养呢？

母乳是不会导致孩子龋齿的，母乳与龋齿没有必然的关系。相反，母乳具有保护牙齿的作用：首先母乳中有抗体，可以抑制细菌生长；其次，母乳中含有的乳铁蛋白能够杀死变异型链球菌。

人工喂养（配方奶）有潜在导致龋齿的危险。首先，配方奶粉中常常含有蔗糖的成分，在细菌的作用下产生酸性物质，溶解牙釉质，降低口腔 pH 值，造成大量细菌孳生。其次，奶粉用奶瓶喂养后，奶主要聚集在口腔前部的牙齿周围，形成酸性环境，破坏牙体。此外，不少孩子有含奶瓶入睡的不良习惯，往往是孩子已经入睡，但奶还没有喝完，这种情况下含有蔗糖的配方奶继续流出聚集在口腔处浸泡牙齿。

总之，由于不良的喂养习惯和（或）延长的母乳或奶瓶喂养，加上不良的口腔卫生保健习惯，以及乳牙的解剖和组织结构的特点，才会导致孩子较早出现严重的龋齿。

用安抚奶嘴，会不会影响孩子长牙？

安抚奶嘴总不离嘴，奶嘴选择不当，都容易形成口周肌肉的异常运动，对颌面部及牙颌的发育产生不利的影响。所以，孩子 2 岁以后就尽量减少安抚奶嘴及奶瓶的使用频率，鼓励孩子告别安抚奶嘴，2～3 岁是个过渡期。

 添加辅食也会影响孩子长牙吗？那该怎么添？

辅食的添加不仅可以补充孩子生长所需的营养，还可以促进牙颌系统的发育，锻炼咀嚼能力，对孩子今后的成长至关重要。可以根据孩子长牙数量添加辅食，以便促进孩子牙齿的生长。

① 孩子出 2 颗牙，是在大约 6 个月时，此时应吃糊状辅食，如米糊、米粉、水果泥之类的。糊状物能够帮助孩子的牙齿更快长出来，并锻炼孩子的咀嚼肌，促进牙颌系统的健康发育。

② 孩子出 4 颗牙，是在孩子 8～12 个月时，可以添加肉末或肉泥补充营养，少量添加块状的食物。

③ 孩子长出 6～8 颗牙，是在孩子 9～13 个月时，此时可以吃蒸蛋，或者煮烂的小段蔬菜。还可以添加适量的块状食物，练习咀嚼的能力。

④ 孩子长 8～12 颗牙，是孩子到了 1 岁半时，此时可以吃软米饭类的颗粒状食物。

⑤ 孩子长 13～20 颗牙，是孩子 16～20 个月时，此时可以添加米饭和面条，渐渐过渡到正常饮食。

▶ **第三讲　如何培养孩子护牙的好习惯？**

 孩子不会刷牙时，爸妈怎么给孩子刷牙？

① 0～6 个月，乳牙长出前，可以用清水纱布清洗口腔达到清洁的作用，也有利于孩子将来养成刷牙的习惯。

所需用品：温开水，消毒纱布一小块。

技术指导：爸妈在每次喂完奶后给孩子喂点温开水，相当于漱口。也可以用纱布蘸上清水，缠在手指上帮助宝宝擦洗牙龈，提醒爸妈，动作一定要轻柔，防止损伤牙龈。

② 6 个月～ 1.5 岁，乳牙长出期间，爸妈要每天为孩子清除牙齿上的菌斑、软垢，保持口腔清洁，培养宝宝的卫生习惯。

所需用品：纱布，软塑料指套牙刷

技术指导：爸妈可以位于孩子右后方，采取坐姿或者抱姿，爸妈用一只手固定孩子的头部和嘴唇，另一只手拿清洁的纱布或指套牙刷，蘸温开水为孩子清洁牙齿的外侧面和内侧面。擦的时候可以边擦边轻轻按摩宝宝的牙龈，帮他缓解长牙带来的不适。

③ 1.5 ～ 3 岁，爸妈为孩子刷牙，可以让孩子平躺着或者斜靠着，爸妈用小头牙刷，蘸少量牙膏清洁牙齿，应尽量减少牙膏的吞食。

 怎么教孩子刷牙？应该采用什么办法？

竖刷法，这种刷牙方法是把牙刷毛束与牙面成 45°，转动刷头，上牙从上往下刷，下牙由下往上刷，上下牙列面来回刷。

① 刷牙顺序是先刷外面，再刷咬合面，最后刷里面。

② 先左后右，先上后下，先外后里，按照顺序里里外外刷干净。

③ 每个部位要重复刷 8 ～ 10 次，全口牙齿刷干净需 5 分钟。

 孩子的哪些不良习惯，家长要帮助矫正？

常见口腔不良习惯有以下一些表现：吮指习惯、吐舌习惯、异常咬唇习惯、口呼吸、嘴唇不闭合、异常的吞咽习惯等。这些不良习惯会打破口周肌肉的正常形态和力量，从而导致牙列的形态发育异常，医学上称为错合畸形，影响相应的功能及美观，严重的还会引起颌面部骨骼发育畸形。所以孩子的不良习惯需引起爸妈的重视，尽早纠正。

第四讲　特殊的口腔护理

 孩子长了鹅口疮，该怎么做口腔护理?

0～2岁的婴幼儿都可出现鹅口疮，但6个月以内的婴儿最多见。鹅口疮症状主要表现如下。

① 口腔黏膜出现乳白色微高起斑膜，周围无炎症反应，形似奶块无痛，擦去斑膜后，可见下方不出血的红色创面斑膜面积大小不等，可出现在舌、颊腭或唇内黏膜上。

② 好发于颊舌、软腭及口唇部的黏膜，白色的斑块不易用棉棒或湿纱布擦掉。

③ 在感染轻微时除非仔细检查口腔，否则不易发现，也没有明显痛感或仅有进食时痛苦表情。严重时宝宝会因疼痛而烦躁不安、胃口不佳、啼哭、哺乳困难，有时伴有轻度发热。

④ 受损的黏膜治疗不及时可不断扩大蔓延到咽部、扁桃体、牙龈等，更为严重的病变可蔓延至食道、支气管，引起念珠菌性食道炎或肺念珠菌病，出现呼吸、吞咽困难，少数可并发慢性黏膜皮肤念珠菌病，可影响终身免疫功能，甚至可继发其他细菌感染，造成败血症。

预防:

① 如果喂母乳要讲究卫生，喂奶前用温开水清洗乳头，必要时喂奶前后用2%的苏打水涂抹乳头。

② 婴儿所用的奶瓶必须要清洁到位，定期煮沸消毒，或用热开水浸泡。

③ 每天用温水擦拭孩子的口腔，保持牙齿清洁。

孩子患手足口、疱疹性咽峡炎有溃疡，怎么护理?

① 孩子会因口腔溃疡的疼痛而拒食、流涎、哭闹不眠，要保持孩子口腔清洁，饭前饭后用清水漱口，对不会漱口的孩子，可以用棉棒蘸清水轻轻地清洁

口腔。

②局部使用促使糜烂愈合的药物，预防细菌继发感染。

③饮食需清淡些，少吃刺激性食物诱发溃疡面的疼痛。

 ## 孩子舌系带短，怎么护理口腔？

（1）孩子舌系带短的表现

少数孩子的舌系带发育不正常，可出现舌系带过短（俗称大舌头）的现象，临床表现为舌头不能正常自由地前伸，舌头伸出口腔的部分不及正常儿童的长度，而且舌前伸时舌尖因被舌系带牵拉而出现凹陷，舌尖呈 W 形（正常人舌头伸出时舌尖呈 V 形），还可能影响哺乳或与下前牙摩擦，发生溃疡。孩子张口时舌尖不能上翘，不能舔到上齿龈或伸过上唇，年龄稍大后则影响正常发音。

（2）预防

如果喂奶时发现婴儿吃奶裹不住奶头而出现漏奶现象，就应考虑有舌系带过短的可能，但家长往往忽略。多数舌系带过短的孩子是在接受体格检查时被医生偶然发现的。因此，当发现有以下情况应及时到医院做进一步检查：婴儿吃奶裹不住奶头而出现漏奶现象；让孩子伸舌时，舌头像被什么东西牵住似的；舌头伸出时舌尖呈"W"形凹入；舌系带短而厚。

（3）舌系带过短对婴幼儿的影响

不少家长对舌系带过短带来的影响认识不足。实际上，舌系带过短有如下影响：①孩子发舌鄂音和卷舌音（如 l、r、s、z）的时候发音受限，造成孩子说话不清或影响发音。②因为舌系带过短导致吃奶的时候奶量摄入不足引起营养不良等疾病。③舌系带过短会导致牙列排列不齐、长牙时舌系带处反复发作溃疡，以及形成心理障碍。因此，如果家长发现孩子舌系带短，影响进食或反复形成溃疡，可以前往医院口腔科就诊。

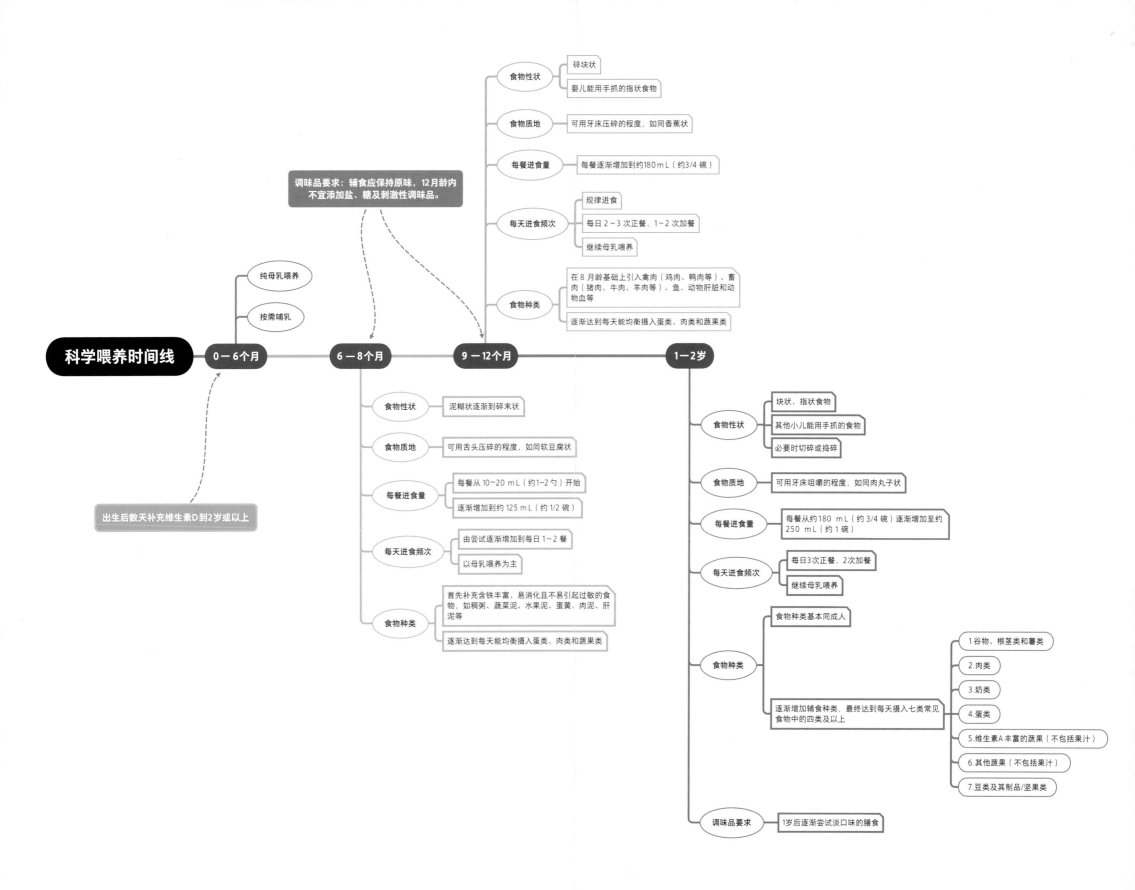

科学喂养时间线

0—6个月
- 纯母乳喂养
- 按需哺乳

出生后数天补充维生素D到2岁或以上

6—8个月
- 食物性状
  - 泥糊状逐渐到碎末状
- 食物质地
  - 可用舌头压碎的程度，如同软豆腐状
- 每餐进食量
  - 每餐从10~20 mL（约1~2勺）开始
  - 逐渐增加到约125 mL（约1/2碗）
- 每天进食频次
  - 由尝试逐渐增加到每日1~2餐
  - 以母乳喂养为主
- 食物种类
  - 首先补充含铁丰富、易消化且不易引起过敏的食物，如稠粥、蔬菜泥、水果泥、蛋黄、肉泥、肝泥等
  - 逐渐达到每天能均衡摄入蛋类、肉类和蔬果类

调味品要求：辅食应保持原味，12月龄内不宜添加盐、糖及刺激性调味品。

9—12个月
- 食物性状
  - 碎块状
  - 婴儿能用手抓的指状食物
- 食物质地
  - 可用牙床压碎的程度，如同香蕉状
- 每餐进食量
  - 每餐逐渐增加到约180 mL（约3/4碗）
- 每天进食频次
  - 规律进食
  - 每日2~3次正餐，1~2次加餐
  - 继续母乳喂养
- 食物种类
  - 在8月龄基础上引入禽肉（鸡肉、鸭肉等）、畜肉（猪肉、牛肉、羊肉等）、鱼、动物肝脏和动物血等
  - 逐渐达到每天能均衡摄入蛋类、肉类和蔬果类

1—2岁
- 食物性状
  - 块状、指状食物
  - 其他小儿能用手抓的食物
  - 必要时切碎或捣碎
- 食物质地
  - 可用牙床咀嚼的程度，如同肉丸子状
- 每餐进食量
  - 每餐从约180 mL（约3/4碗）逐渐增加至约250 mL（约1碗）
- 每天进食频次
  - 每日3次正餐，2次加餐
  - 继续母乳喂养
- 食物种类
  - 食物种类基本同成人
  - 逐渐增加辅食种类，最终达到每天摄入七类常见食物中的四类及以上
    - 1.谷物、根茎类和薯类
    - 2.肉类
    - 3.奶类
    - 4.蛋类
    - 5.维生素A丰富的蔬果（不包括果汁）
    - 6.其他蔬果（不包括果汁）
    - 7.豆类及其制品/坚果类
- 调味品要求
  - 1岁后逐渐尝试淡口味的膳食